癌症后这样吃，我多活了14年

〔日〕神尾哲男 著

鲁雯霏 译

江西科学技术出版社

2018年·南昌

前言

14 年来，我一直运用食疗的力量延缓癌症（前列腺癌晚期，癌细胞已向脊椎、锁骨、腹股沟淋巴结转移）的发展。我是一名法式料理主厨，14 年前被诊断为晚期癌症，当时医生不相信我还能活下去，然而我又多活了 14 年。大家亲切地称我为"奇迹主厨"。也许，以晚期癌症之身继续存活这么久，确实可以称作"奇迹"。

能多活 14 年，我想有一部分原因在于我并没有把自己的生命完全交给医生，或拜托给他人，而是相信并利用我自己的力量，积极寻求调理身体的方法。**哪怕医生说"没救了"，我也必须为自己的身体做点什么。**

我信赖的是生命之源——食物所拥有的力量。

人体大部分细胞会各自以一定的周期进行新陈代谢。食物为新生细胞提供原材料。吃对食物，新生细胞比原有的细胞更健壮。那么，彻底改善饮食不就可以补充健康细胞所需的元气，挫败"气势汹汹"的癌细胞，从而有可能延长生命吗？我认为这是可行的。所以我尝试"重置"

我的身体，让体内充满活力满满的新生细胞！

　　我是一名厨师，因此在食材搭配、食物营养等方面拥有的知识比较丰富。我以自己的身体为实验对象，分辨对身体有利和不利的因素，反复筛选出有益身体健康的食材，精心烹制，逐渐摸索出使身体状况稳定的饮食方案。

　　我将日复一日实践而来的心得体会在本书中与您分享。当然，我不是医生，也不是学者，这些心得只是我作为一名厨师以及患者的见解与做法。

　　在确诊癌症前我就已经满头白发，经过这十多年的饮食调理，不知什么时候我的耳后至后脑勺竟然长出了丛丛黑发。经常为我理发的理发师也发现我的黑发变多了，他惊讶地说："新长出来的头发不仅颜色乌黑，而且都很有韧性。"我手脚的指甲也比以前生长得更快了。**我的身体确实有某些方面发生了好的变化，这说明我的身体并没有朝着坏的方向发展。**

　　转移至腹股沟淋巴处的癌细胞包裹着淋巴液形成肿块，但它却没有肆意作恶，只是静静地待在那里。作为癌细胞转移阵地的脊椎，有3处骨头都被癌细胞侵蚀了，但这3处的癌细胞并没有挤在一起，而是相互间隔了一定的距离，所以我仍能行走自如。

　　如果你尝试了各种治疗癌症的方法，效果都不明显，那不妨按照我的方法实践一下。近年来罹患癌症的人越来越多，即使这些人目前身体无恙，但他们也不能掉以轻心。一个人只有拥有强壮的体魄，才能将癌症拒之门外。

本书是我亲身实践、总结的方法，是见证我走向新生的记录，也是帮助大家降低患癌风险的指导用书。如果身体健康的人看完本书后也开始关注自己的身体，多做有益健康的事情，按照本书的方法去实践，我将甚感欣慰。书中有许多预防癌症的食疗方法，如果您坚持尝试一段时间，我相信会让您身体强健，至少能帮助您预防癌症。

本书不仅仅是一本为癌症患者提出饮食生活建议的指导书。本书或许还能成为让人们远离癌症的助力。哪怕只是多一个人受益，那我与晚期癌症斗争的每一天都是有价值的。

神尾哲男

CONTENTS 目录

第1章

我的癌症，我自己负责

发现癌症时，我已被确诊为晚期癌症 002

反省充满毒素的生活方式 004

积极进行癌症治疗，病情反反复复 006

依靠食物的力量生存下去 008

不健康的饮食损害了我的身体 009

遵循自然法则的古老的饮食方式 010

第2章

正确饮食助你抵抗癌细胞

饮食改变，身体也会随之改变 012

摄取身体真正需要的营养 014

饮食延缓癌症的 7 个心得 018

　　食用当地的应季食材 019

　　获取食材全部的营养 020

　　积极摄取温暖身体的阳性食物 021

　　均衡摄取"杂食",抗癌效果好 022

　　食用纯天然培植的蔬菜 022

　　动物性蛋白质是精气之源 026

　　避免摄入食品添加剂 028

利用饮食调理身体的 7 个心得 032

第3章

选对调味料,是远离癌症的第一步

选择品质优良的调味料 034

别让劣质调味料毁了你的健康 035

如何选出品质优良的调味料 037

摄取天然、健康的调味料 039

　　盐—选择健康的天然盐 039

　　酱油—不要购买用脱脂大豆制成的酱油 041

　　味噌—选择天然的生味噌 043

　　油—油是健康的关键 045

　　砂糖—精制砂糖最好少吃或不吃 049

　　料酒—美味甘甜的发酵调料 051

　　醋—品质优良的醋对人体健康有益 052

摄取天然、健康的调味料 056

第4章

我亲身实践的健康食疗法

糙米是最好的主食. 058

让自来水能够被放心使用的处理方法. 061

自制美味健康的调味料. 062

彻底清洗蔬菜，让农药无残留. 065

放心食用鱼类、肉类的方法. 067

尽量将食材烹制成阳性食物. 069

适量摄入牛奶、乳制品. 071

积极摄取植物源乳酸菌. 073

杏仁是优秀的食材. 076

用心烹制，避免食品添加剂. 079

不要过分在意食材的种类数量. 082

需要重视食物的 GI 值. 084

不要依赖营养补充剂. 089

我摸索的 13 个健康的饮食方法. 090

第5章

每天这样做，改善身体内环境

保持身体温暖. 092

早晨起床后，饮用温白开水. 092

避免食用使身体变冷的食物 093

注意穿衣保暖 095

自制温暖身体的生姜汤 095

饮用柠檬水和小苏打水 097

饮用柠檬水 097

饮用小苏打水 098

"一日两餐"的饮食时间表 100

"六分饱"更健康 101

拒绝甜食的诱惑 103

主动深呼吸，为身体摄入更多氧气 105

我每日必做的 6 件事 106

第6章

自己的病，只有自己能治愈

癌细胞不是我们的敌人 108

主动为自己的癌症和身体负责 110

下定决心自己守护自己的生命 112

耐心和努力是与癌症斗争的秘诀 113

第7章

增强身体抗癌力的食谱

防癌又营养的主食 116

五谷饭 116

黑豆渣馒头 117

荠菜肉馄饨 118

荞麦面条 119

香辣意大利面 120

西班牙风味蛋饼 121

防癌又营养的粥 122

胡萝卜芹菜粥 122

姜汁菠菜粥 123

莲藕肉末粥 124

羊肉萝卜粥 125

鱿鱼蛤蜊粥 126

糙米荞麦米糊 127

防癌又营养的素菜 128

腌蒜 128

泡菜 129

西式泡菜 130

黄豆蒸南瓜 131

香菇油菜 132

芹菜炒黄豆 133

玉米香炒空心菜 134

虾仁油菜 135

花生仁菠菜 136

米汤青菜豆腐 137

腰果菜塔 138

醋泡黑豆 139

法式风味的炖菜 140

防癌又营养的肉菜 141

土豆烧牛肉 141

羊肉炖土豆 142

红酒煮鸡腿肉 143

紫菜肉末羹 144

清炖鲫鱼 145

佛手瓜炒鱿鱼 146

防癌又营养的汤 147

芹菜茭白汤 147

红枣枸杞汤 148

土豆汤 149

南瓜汤 150

干姜羊肉汤 151

菌菇汤 152

红豆鲤鱼汤 153

后记

编辑后记

第1章

我的癌症，
我自己负责

罹患癌症，是因为我平日没有善待自己的身体，
我能想到许多令我患上癌症的不良生活及工作习惯，
嗜酒如命、拼命吸烟、钟爱垃圾食品、
顶着压力不停地工作……
这种持续的不健康的生活和工作方式，
给癌细胞提供了可乘之机。
从现在起，我要竭尽全力守护自己的生命！

发现癌症时，
我已被确诊为晚期癌症

　　烹饪工作几乎都是站着完成的，腰腿感觉疼痛、发沉是家常便饭。当左边锁骨周围出现不明原因的疼痛时，我也只是有些疑惑："是不是昨天是搬了什么很沉的东西？"

　　有一天烹饪时，我的腰部突然剧痛。通常我只要活动一下身体或者揉一揉，腰痛就能得到缓解。但那次无论如何都不起作用，疼到难以忍受，最终我被救护车送到医院。那是 2003 年初夏发生的事情，我当时只有 51 岁。

　　医生告诉我，我患了前列腺癌，已经发展到第四期。我的前列腺癌的指标——前列腺特异性抗原（PSA）的检测结果竟高达 1520 ng/ml（纳克 / 毫升），而正常标准是低于 4 ng/ml（纳克 / 毫升）。我自己明白这是一个非常吓人的结果。

　　由于前列腺癌已经恶化，并且有向骨骼转移的趋势，我还需要进行骨闪烁显像检查。

小小知识点

骨闪烁显像：将一种特殊的放射性物质注射进人体，这种物质在人体内放射出射线，射线被显像仪器捕捉、成像，有癌细胞转移的部位就会呈现黑色。

我的骨闪烁显像检查结果显示：脊髓上3处、左锁骨和左腹股沟淋巴结都呈现明显的黑色。当时连医生都惊讶不已："已经恶化到这种地步，你竟然还活着？这样严重的状况即便死了也不奇怪。"在医生看来，我当时的情况已经没必要讨论"还能活几个月"这种问题了。

前列腺癌被称为"无声的杀手"，初期症状并不明显。回头想想，似乎从确诊1年前开始，我腿部浮肿、腰疼的情况好像变得更严重了，锁骨偶尔出现的不适感应该也是癌细胞转移造成的。大约在确诊5年前，我就有尿不尽的症状，虽然我也觉得这有些不正常，但经常听说"男人上了年纪就会尿不尽"，所以便以"我年纪也大了"的说辞自我开解。这样想来，我是有先兆症状的，只不过当时没有在意。

那时我正忙着经营餐厅，几乎没有闲暇时间关注自己的身体。一直以来，我就对医院没有好感，对定期体检、入院检查等也毫无兴趣。就这样，我错过了发现癌症的最佳时期。

反省充满毒素的
生活方式

大多数被确诊为癌症的患者常常会感到委屈或愤怒:"为什么是我?""为什么是癌症?"我也不例外。被确诊为癌症时,我也很惊讶,很受打击,毕竟是已经有好几处转移的晚期癌症。**我没有沉浸在"偏偏是我患了癌症"的情绪中,因为我能回想起许多令我患上癌症的不良生活及工作习惯。**

我以前的生活方式非常糟糕,即便说我是朝着癌症"一往无前"也不为过。我年轻时嗜酒如命,如果是威士忌就直接拿着酒瓶开喝,也不吃下酒菜。我很早就学会了抽烟,一天一包。我还钟爱吃垃圾食品,夜晚常常暴饮暴食,熬夜后在临睡前吃东西……总之,我完全是过着任性并且毫无节制的生活。

年轻时,我作为学徒学习烹饪,白天基本没有休息时间,吃饭经常是坐在店铺后门的楼梯上狼吞虎咽地解决。像这样糟蹋自己身体的日子,我确实过了不少。

另外,过多食用甜食也给我的身体造成了伤害。甜食是我的最爱,我常常放任自己，随心所欲地享用甜食：将整袋中村屋的花林糖一口气吃完；羊羹（果冻状甜食）一整块大口咽下；明治的板状巧克力一次最少吃 3 块。在咖啡馆和人聊天时，我甚至能把砂糖罐中的方糖当作零食"嘎嘣嘎嘣"地吃掉。那些年我吃掉的甜食的数量，想想也是很可怕的。

导致我患上癌症的，不光是糟糕的生活方式。踏入料理界以来，我也有着许多不为人知的艰辛与压力，曾经有好几次都想甩手不干了。虽然明知压力过大会导致免疫功能下降，但我常常顶着压力让自己更努力一些。

这可能是致癌原因，那可能也是致癌原因，不是某一个因素，而是所有这些因素合在一起诱发了癌症。我想，正是这种持续的不健康的生活方式，使身体不断累积毒素，最终诱发了癌症。

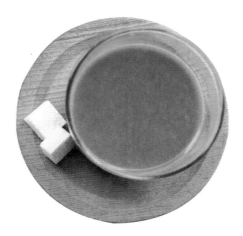

▲　《中国居民膳食指南（2016）》中指出，每天添加糖的摄入量最好控制在25克以下。摄入过多的糖，会给健康埋下隐患。

积极进行癌症治疗，
病情反反复复

　　被确诊为癌症第四期后，我立刻办理了住院手续，决定接受手术。雄激素（主要是睾酮）会刺激前列腺癌细胞增殖，所以需要将分泌雄激素的睾丸摘除。当时我也很犹豫，但为了保住性命，我只能极力宽慰自己："这样做也是没办法，只能这样了。"

　　我成功地进行了手术，并对转移到骨骼的癌细胞进行了放疗。为了进一步抑制雄激素，我必须服用雌激素类药物。事到如今，怎么还能说讨厌医院、讨厌医生呢。当时的我完全不了解任何关于癌症的知识，就像抓着救命稻草一样，完全听从医生和医院的安排。

　　在我服药期间，眩晕、起身时眼前发黑、食欲不振、发热等副作用经常出现。我常有一种感觉，这好像是自己的身体，又似乎不是自己的身体。总之那是一种极不舒适的体验。

　　由于服用了雌激素类药物，我的胸部膨胀得比女性的 A 罩杯还要大一点儿，前来探病的男性朋友都忍不住揶揄我。我只好跟他们说："没办法，只有这样才能恢复啊。"我抱着这样的想法继续服药，后来渐渐感到好像哪里不对劲。吃药的话，病情便能维持在稳定状态，副作用也能得到缓解；一旦停服，症状就会恶化。

激素类药物的治疗效果是暂时的，并且身体还会产生耐药性，我只能听从医生的建议更换新药，从强效药换到更强效的药，不断提高药效的强度。

我开始疑惑："药物到底如何起作用？要服用到什么时候才能停止呢？"最终，药效最强的药物在我身上的效果也不明显了。主治医生对我说："已经无药可用了，接下来就只能使用抗癌剂了。"我不得不面对现实，我也到了被建议服用抗癌剂的阶段。

我被送到医院时，前列腺癌的肿瘤标志物指标 PSA 的数值是 1520 ng/ml（纳克 / 毫升），并且住院期间一直不断增长，当癌细胞向脊椎转移后，PSA 数值竟高达 8200 ng/ml（纳克 / 毫升）。主治医生曾告诉我，通常当 PSA 数值超过 10 ng/ml（纳克 / 毫升）时，患癌症的可能性就很大；从临床经验来看，当 PSA 数值超过 1800 ng/ml（纳克 / 毫升）时，患者死亡的可能性就会增加。我当时的情况与其说令人惊讶，倒不如说莫名其妙，连医生也不得其解。

随后，主治医生建议我接受抗癌剂的治疗。我了解到，仅 0.1 克的抗癌剂就需要花费 7 万日元（人民币 4000 多元）。面对如此高昂的价格，我更想知道的是："使用抗癌剂后，我的病情真的能有所改善吗？"

在我的强势"逼问"下，主治医生底气不足地回答道："也就维持一两个月吧。"当医生告诉我"接下来能用的就只有抗癌剂了"，我决定开始自己查找关于癌症及其治疗的资料。

依靠食物的力量
生存下去

事到如今，我不能仅仅依靠抗癌剂，我必须为自己的生命做些什么！

刚开始我干劲十足，但是具体该怎么做却毫无头绪。

一天，我正在思考时，田野上的绿草映入眼帘。花草树木与人，同样都是地球上的生命，人与生长的植物有多大的区别呢？植物的种子在土地里发芽，自然地生长着，从土壤中汲取必要的养分，简单而茁壮地生长着。

我突然灵光一闪，食物是生命之源，饮食是人生存的根本，这不正是我一直以来在做的事情吗？我是厨师，那不如回到原点，通过饮食来做点什么吧！我决定依靠食物的力量生存下去。

我不知道这羸弱的身体能撑到什么时候，但决定只是单纯地追求人体本身所需的营养。我想，至少摄入的食物让身体拥有更多的力量，病情或许就能有所好转。为了活下去，我以自己的身体为实验对象，开始借助食疗辅助癌症治疗。

不健康的饮食
损害了我的身体

身体真正想要的，是摄取原本不足的营养，使其变得健康。我相信这一点，真诚地与食物重新开始交往。但刚开始时，我有些迷茫，不知道应从何做起，又该如何进行下去。

一天，我突然想起一位医务人员说过的话，他的话给了我很大启示。住院期间，我换过好几种激素类药物，但病情并没有什么好转。对于我服用过的一种激素类药物，那位医务人员对我说："这种药物对80%~90%的前列腺癌患者都有效，为什么对神尾先生无效呢？"听起来好像我是药物不起作用的少数派。一直不善于迎合多数派的我打趣地说："我果然是少数派啊。"其实我也感觉奇怪，但仔细想想却能找出一些线索来。

我年轻时立志成为法式料理主厨，学习法式料理的人会主动控制饮食，以免味觉钝化。从学习烹饪开始，我就只吃欧式风味的食物，大米饭等食物是完全不吃的，当然也包括大酱汤。从底层员工时代起，我就不再食用米饭。

米饭主要为人体提供碳水化合物，而碳水化合物是人体不可或缺的营养。长期不吃米饭，摄入较多的肉类和甜食，也许正是这种不健康的饮食损害了我的身体。那位医务人员的话点醒了我，让我意识到了这种不正常。

遵循自然法则的
古老的饮食方式

　　植物在自己生存的土壤中吸收必要的营养才能茁壮成长，人类也应该像植物一样，食用当地食材。这是最符合自然法则的。

　　事到如今，我才意识到：这些年我没有食用当地的食物，身体很可能在不知不觉中受到了影响。**人体是一个精密的机器，为了让身体毫无阻滞地运转，需要最合适的燃料。**如果注入了哪怕只有微妙差别的"油"，也会对人体产生影响。时间久了，人体就可能会发生故障，比如癌症（当然也与其他不健康的行为有关）。

　　我意识到，改变饮食方式是令我身体好转的关键。

　　我首先想到的是古老的饮食方式。这种饮食方式至少存在于 50 年前，那时似乎很少听说周围有人得癌症，五六十人里顶多有一个。现在癌症检查普及，初期癌症也容易被发现，患癌人数每年都在增加。

　　我不确定饮食方式的改变与患癌人数激增之间是否有所关联，但我想尝试一下符合自然法则的古老的饮食方式。

第2章

正确饮食
助你抵抗癌细胞

人们如果吃对了食物，就能增强免疫力，

提高自然治愈力。

某种食材对身体是否有益，

身体最有发言权。

我的方法就是一边倾听身体的声音，

一边用心烹制，品尝食材。

饮食改变，
身体也会随之改变

食物为体内的细胞提供营养，我相信饮食改变，身体也会随之改变。

几十年来，我都置身于没有大米、豆酱、酱油的厨房里。如今，我开始重新认识古老的饮食方式。在这个过程中，我发现在发酵食物（豆酱、酱油、料酒、醋、曲）的基础上加入天然盐、鲣鱼干、海带、干香菇等烹制而成的高汤，与新鲜、美味的海鲜为食材的米饭、大酱汤、蔬菜等菜肴搭配，这些都是代代相传的有益于健康的饮食。我以前从来不喝绿茶，在关注健康饮食后才发现绿茶的独特之处，其醇爽的口感在口中扩散开来，感觉很新鲜。

我想，如果我们仍然按照古老的饮食方式摄取身体所需的营养，也许就能降低患癌的风险。

随着科技和经济的快速发展，各种有害的化学成分也溜进了我们的日常饮食中：沾满了农药和化肥的蔬菜、谷物，收获后为了方便运输而进行防霉处理的水果，转基因食品，食品添加剂超标的日常食品，如超市的副食，便利店的盒饭、方便面、零食糕点、清凉饮料，以及经过杀菌消毒处理的自来水。

　　试想一下，如果长期摄入有害的化学成分，那我们的身体不就在不知不觉中被损害了吗？如果摄取的是身体真正所需的营养，身体越来越强壮，我想对癌细胞也能起到一定的抵抗作用吧。

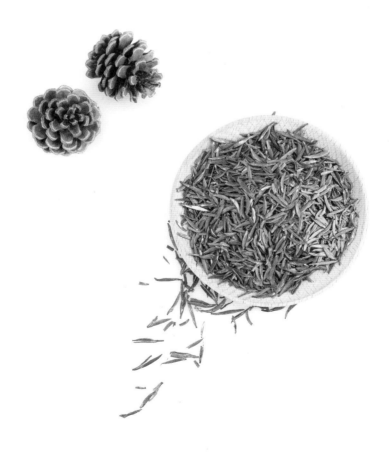

▲　绿茶是传统的食品，饮用绿茶的最佳时间是在饭后1小时。

摄取身体真正
需要的营养

　　从前在店里工作的一位晚辈要转行去实践长寿饮食的餐厅工作。我虽然听说过长寿饮食法，但并不知道其细节，于是向他请教，他的回答引起了我强烈的兴趣。

　　长寿饮食法的主食是糙米，配菜主要是应季蔬菜、海藻等，然后再搭配汤品。简单来说，长寿饮食法就是营养均衡的"糙米配菜饮食法"。据说，长寿饮食法对健康与美容都有很好的效果。

　　长寿饮食法的三个基本观点如下：

❶　身土不二。食用在自己生活的土地上采摘的应季食材，身体会变得更健康。

小小知识点

"身土不二"的意思是"身体（身）与环境（土）不是各不相干的（不二）= 身体与环境存在紧密的关系"。

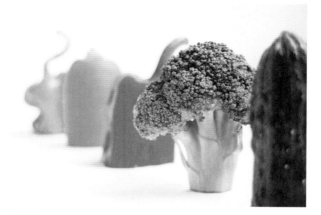

▲ 人类是大自然的一部分,食用健康的蔬菜,能帮助身体保持活力。

❷ 一物全体。完整地食用一种食材。

小小知识点

所谓"一物全体",是指不丢弃食材的任何部分,完完整整地
吃掉,将它的营养完全摄入体内。

❸ 阴阳。活用人类、食物以及其他事物所具备的"阴"与"阳"的性质。

小小知识点

人类、食材乃至万物皆有"阴"与"阳"的特性。阴性食物
会令身体变冷,阳性食物会令身体温暖。

长寿饮食法的这三个基本观点一下闯入我的脑中。长寿饮食法与古老饮食方式有相似之处。我兴趣大增，赶紧买了几本书开始实践长寿饮食法。我已经没有时间可以浪费了，只要感觉还不错的东西，就想立刻在自己身上实践。

　　长寿饮食法，我持续实践了两年左右，效果很明显。我能感觉到身体的新陈代谢率提高了，体内的毒素明显减少。同时，我的味觉变得更加敏锐，能分辨出食物味道的不同，特别是对化学调味料、食品添加剂十分敏感，舌头接触到它们就能感觉出来，食用后身体还会出现口腔炎、消化不良等非常明显的不良反应。我切身体会到：人类是

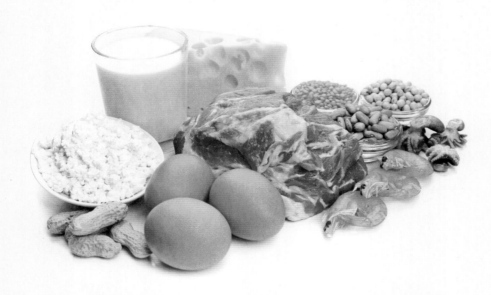

▲ 动物性蛋白质对癌症患者来说是必不可少的，只有身体拥有了力量，
　 才能与癌症抗衡。

大自然的一部分。令人欣喜的是，我感觉到我的病情并没有朝着恶化的方向发展。

不过，长寿饮食法主要以优良的植物性蛋白质为主，控制动物性蛋白质的摄入。对于这一点我也产生过怀疑，最好的证据就是我的身体开始逐渐变得有气无力，我常常感觉快要坚持不下去了。如果抑制癌症的力量减少了，那就糟糕了。

肉类、鱼类、鸡蛋等动物性蛋白质是维持身体健康的重要营养素。人们自古以来就习惯食用鱼、肉等，而且不偏食、均衡饮食不是最重要的吗？我切身体会到这一点，在完全实践长寿饮食法两年后，我决定不再继续下去。

之后我按照自己的想法进行食疗，又多活了 10 多年。

饮食延缓癌症的
7 个心得

　　经常有人询问我："神尾先生，您的抗癌饮食疗法，有什么与众不同之处吗？"其实，我并没有使用什么特别的食材，也没做什么特别神奇的事情。一定要说的话，那就是从长寿饮食法以及古老的饮食方式中学到的各种优点，这两个方法相结合的"杂食法"就是我调理身体的法宝。另外，我认为冷静地面对被诊断为晚期癌症这一事实也起到了一定的积极作用。

　　我相信，如果人能正确地饮食，就能改善免疫力，提高自然治愈力，因此我尝试食用各种食物。即使大家都认为某种食物不错，我也不会马上相信，**我会一边倾听身体的声音，一边品尝食材，用心烹制。**

　　迄今为止，我实践的饮食方法有 7 个要点，在这里逐一详细说明。

食用当地的应季食材

人类食用平时生活地区的食材对身体最好，也就是"身土不二"，这是我最喜欢并且最认可的观点。**我认为摄取所处环境中与身体相匹配的食材，遵循自然法则，身体就会更健康。**

当暴风雨来临时，植物根部深深扎入土壤中；风雨飘摇中，它们静静地、努力地生长。与植物相比，人类作为大自然的一部分，可以用钱购买高级食材，可以吃到远方的食物，甚至可以乘坐飞机来一场美食之旅。无论哪个季节，我们可以随时随地吃到世界上各种各样的食物，这种无视环境的饮食生活是不是也在抑制身体某些功能的发挥呢？

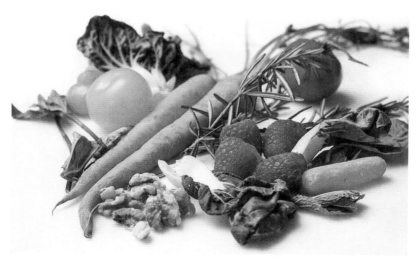

▲ 人和植物作为自然的一部分，都受自然环境的影响。只有食用当地的应季食材，遵循自然法则，对人体健康才有益。

如果可以的话，请大家尽量食用居住地附近种植的应季食材，它们才是最合适的营养食物。比方说，一年四季都吃番茄是不可取的，冬季请忍耐一下想吃番茄的心情，享受一下冬季的应季食材（比如白菜、茼蒿、花菜等）。应季的蔬菜、肥美鲜活的鱼类……我相信，居住地产的应季食材蕴含的力量更加有利于人的身体健康。

获取食材全部的营养

"完整食用一种食材"——这种"一物全体"的观点曾经是老人们的口头禅。

如果只吃这个部分，不吃那个部分，就不能高效地吸收食材里的全部营养。蔬菜的话，尽量将皮、叶、根、核、果肉、种子都烹制食用，这些部分含有许多营养成分，所含膳食纤维也很丰富。另外，增强人体免疫力的成分也主要存在于这些部位，应该积极地摄取。制作萝卜泥时当然要连皮一起研磨，若使用削皮刀，一定要慢慢地刮，以保留表皮与果肉之间的淀粉酶，这是一种优质的消化酶。叶子部分可以切碎，做成腌菜或大酱汤的配菜。大白菜的菜心可以切成薄片放入大酱汤中，或者作为炖菜、炒菜的配菜使用。

鱼类也是一样，一般要从头至尾整条食用。沙丁鱼、鲹鱼等背部青色、体形较小的鱼，适合整条食用。有些人吃鱼只吃金枪鱼腹部的肥肉、大马哈鱼油脂集中的鱼肚，如果只挑美味、爱吃的那一部分食用，就无法获取食材包含的全部营养，而过多摄入某种营养成分还会给身体带来负担。

积极摄取温暖身体的阳性食物

我实践的饮食疗法的重点是"最大限度地摄取生命力强大的食材"，希望通过它们的力量为体内的细胞注入活力，提高身体与生俱来的自然治愈力。我以"身土不二"的观点寻找本地的新鲜食材，就是为了给细胞提供合适的养料，实践"一物全体"也是为了完完整整地摄取食物拥有的能量。

另外，我还相信"阴阳"的观点，人类、食材，万物皆有"阴"与"阳"的特性。作为癌症患者，尤其要注意少食阴性食物，因为阴性食物会令身体变冷。低体温、低氧与高糖分的机体环境会加速癌细胞增殖。

阴性食材包括一些植物性食材、在炎热地区生长的食材、夏季采摘的食材、砂糖等。

阳性食材包括一些动物性食材、在寒冷地区生长的食材、冬季采摘的食材、根菜类等。

想要保持身体温暖，就需要积极地摄取阳性食物。不过，阴性食材通过精心烹制也能够变成阳性料理（请参考第 70 页内容）。

均衡摄取"杂食"，抗癌效果好

在改善饮食的过程中，我越来越关注食材本身的营养价值。作为一名主厨，烹饪时我总会按照料理的种类来考虑，根据料理来选择、处理食材。

现在的我打破以往的观念，**完全以崭新的状态、简单的想法面对食材本身**。为了完全吸收这种食材中的营养，要如何烹饪才好呢？这个问题才是现在的我面对料理时首先想到的。

毕竟我已经病入膏肓，不能抱着"总会好起来"的想法不紧不慢地生活。我将生命交给了食物，现在的每一天都是拼上性命过日子，已经没有时间去想如何吃得美味了。

拿非洲野生动物来说，它们只有找到猎物时才有饭吃。捕捉到猎物后，它们首先从哪里下口呢？没错，就是腹部，因为从那里可以高效获取维持生命所需的营养。我现在对食物就是这种感觉，对我而言，**最重要的就是如何高效地、最大限度地摄取身体所需的营养**。

为了达到这个目的，我就不能偏食。均衡地摄取富含营养的各种食物十分重要，这就是我所说的"杂食"。

食用纯天然培植的蔬菜

你知道吗，半个世纪前，人们食用的蔬菜与今天市场上买到的蔬菜有着惊人的区别。与过去的蔬菜相比，**现在的蔬菜虽然外表美观，形态清爽，但味道非常淡，营养更是少得可怜**。

现在的市场上一种被称为"F1 种子"的蔬菜占据了大半江山。

小小知识点

"F1 种子"蔬菜是将某个蔬菜品种与其他蔬菜品种杂交而成的第一代人工品种的蔬菜产品。

为什么蔬菜也要使用制作工业产品的方法生产呢？生产蔬菜本应该是将种子撒进土地里培育、收获……也许有人会问：仅仅这样就可以了吗？人们之所以会产生这样的疑问，是因为伴随着经济增长，利益优先、效率优先的理念已经渗入到农产品的生产中。

天然的蔬菜，由于蔬菜个体成长的速度各不相同，大小不一，形态也并不整齐。而"F1 种子"蔬菜，能完美解决这些外形的不同，更便于销售。

拿黄瓜来说，为了让它们长度相同、不弯曲，人们会预先在它们的基因里埋入"指令"，使它们整齐划一地生长，最后这些黄瓜便可以放入统一大小的箱子里。其他蔬菜也是利用同样的方法生产。这样两条腿的萝卜、大得甚至有点畸形的南瓜，一个个逐渐消失了。

大小、形态统一有利于提高运输效率，成长速度统一有利于推进计划性生产。为了满足消费者对蔬菜外形美观的需求，"F1 种子"蔬菜很快普及。

不过，我更想说的是**这种违背自然法则生产出来的蔬菜有极大的缺点**。因为"F1 种子"蔬菜的生产是以使用化学肥料为前提，由于它是人工干预生产的品种，作为生命体并不强大，所以必须浇灌大量的化学肥料促进其生长。浇灌了肥料的农田常常会生长出杂草、昆虫，所以必须大量喷洒除草剂、杀虫农药。

问题不仅限于此。由于培育"F1 种子"蔬菜而频繁浇灌化学肥料，过量的硝态氮存积于土壤中，又被生长的蔬菜吸收、残留，最终有极大风险被人食用。硝态氮进入人体后生成的亚硝态氮是一种有害

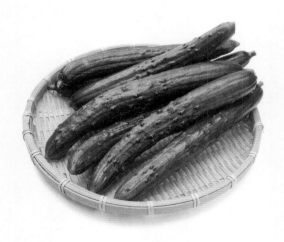

▲ 整齐划一的黄瓜，很可能在生产过程中添加了其他物质，违背自然法则生产出来的黄瓜还会保持原本的营养吗？

物质，它会继续与蛋白质发生反应形成亚硝胺，这种物质具有很强的致癌作用。另外，"F1 种子"蔬菜不会产生种子，收割后就结束了它的使命。农民再在同一块农田中继续种下另外的"F1 种子"，这样，"F1 种子"蔬菜就变成了一次性产品……这就是蔬菜生产的现状。只要一想到土地渐渐被化学肥料污染，我便后背发凉。

我希望通过饮食恢复身体健康，最令我苦恼的就是蔬菜了。**我的饮食疗法的核心是"从健康、有生命力的食物中获取力量"，直接食用吸收大地精华而成长起来的天然植物才是重中之重。**因此，在我看来，食用"F1 种子"蔬菜实在是很荒谬的事情。

虽然天然栽培的植物食材正在减少，但并不是没有农民种植传统的本地蔬菜（以传统耕作方式栽培的品种）了。本地蔬菜可能形态丑陋，但拥有蔬菜天然的生命力，各地仍有人在种植这种蔬菜，其种子也被很好地保存着。

"F1 种子"蔬菜的质量逐年下降，更令人震惊的是最近出现了腐坏后会"溶化"，而不是正常腐烂的品种。如果是真正的蔬菜，长时间被遗忘在厨房里，它会渐渐失去水分变得皱巴巴的，呈现出枯萎、缩小的形态。但如果是"F1 种子"蔬菜，为了稀释残留在蔬菜里的硝态氮，内部会保留较多水分，处于水肿状态。这种蔬菜没有及时食用会慢慢变质，最终变得黏糊糊的。如果过去的人们看到蔬菜这种不可思议的"死相"，一定会惊讶不已。

蔬菜每天都出现在我们的饮食中，人们不太会去认真地思考其存在的问题。但正是因为它们常见，所以选购时更应注意。

动物性蛋白质是精气之源

蛋白质分为植物性蛋白质和动物性蛋白质。践行糙米素食的人会避免摄入动物性蛋白质，但我不会拒绝肉类、鱼类和蛋类。

因为人的身体 20% 是由蛋白质构成的，蛋白质是机体免疫功能的物质基础，如果蛋白质摄入不足，就会影响组织修复，降低人体免疫力。那如果只摄取植物性蛋白质而不摄取动物性蛋白质，对健康是否有益呢？通过我的亲身实践，我认为动物性蛋白质对人体来说是不可或缺的。

我放弃在医院治疗癌症后，得知了长寿饮食法，并坚持践行了 2 年这种以糙米菜食为主、不摄取动物性蛋白质的饮食法。但我总感觉浑身有气无力，不管怎样休息，总感觉力不从心、精力不济。如果继续这样下去，人肯定会越来越没有精神……于是我终止了长寿饮食法。

我并不是说长寿饮食法不好，我身体里沉积的毒素确实减少了，味觉也变得敏感。但对我来说，**必须拥有足够的体力和气力来抵抗癌症。**于是，我开始恢复摄取动物性蛋白质。这样，我才慢慢恢复了精力。

小小知识点

与植物性蛋白质相比，动物性蛋白质更容易被人体吸收，这一点在营养学上已经得到证实。

　　动物性蛋白质的挑选也非常重要，我们要尽量严选优质蛋白质。没有太多脂肪的羊肉，是有益于人体健康的肉类。将鸡肉、羊肉用盐与酱油烧制，再淋上柠檬汁，仅仅这样烹饪就已经足够美味。当然猪肉和牛肉也是有益健康的肉类。其中，猪肉中的 B 族维生素含量特别丰富。鸡胸脯肉也是优质动物性蛋白质的来源，而鸡腿肉脂肪太多，不推荐食用。

　　鱼肉的话，尽量选择体形小、背部青色的鱼。本着"一物全体"的观点，鱼头、鱼骨、内脏都可以食用。另外，钙含量丰富的小鳗鲡鱼，也可以为虚弱的身体补充元气。所谓高级鱼，像比目鱼和鲷鱼，虽然能满足美食家的舌头，但在营养方面却远远不如鲣鱼和沙丁鱼。

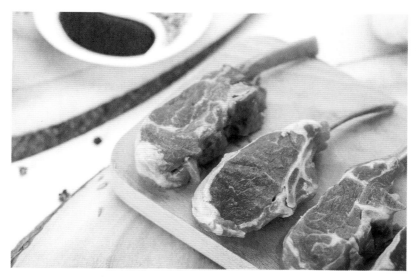

▲ 羊肉富含优质蛋白质，是健康的肉类，其所含的脂肪不易被人体吸收。

避免摄入食品添加剂

目前，日本认可的食品添加剂约有 1500 种，数量之多十分惊人，但是要明确一点：食品添加剂并不是食物。

甜味剂、着色剂、防腐剂、杀菌剂、漂白剂、发色剂、增白剂、乳化剂、增稠剂、抗氧化剂、防霉剂⋯⋯这些添加剂可以帮助加工食品，美化外观、增甜提香和防止腐坏。总之，说它们是服务于食品生产商的利益也不为过。

这些添加剂大致可以分为两类："指定添加剂"和"已知添加剂"，其中要特别注意"指定添加剂"。

> **小小知识点**
>
> 日本厚生劳动省对"指定添加剂"的定义有两个关键点：自然界中不存在的合成物质，仿照自然界中存在的成分进行人工合成的化学物质。

不管是哪一种食品添加剂都获得了日本厚生劳动省的安全许可，但这些添加剂的安全使用范围的确认是通过小白鼠等动物实验进行的，并没有真正在人体试验过。"在动物体内是这样的一个数值，那么用于人体应该也没有问题"，这些添加剂都是通过这样的推论获得许可认证。

几乎每种加工食品中都含有好几种食品添加剂，两种或者两种以上的食品添加剂混合后会产生什么样的反应仍然是个未知数。

这些化学添加剂可能会给我们的身体带来各种各样的不良影响。从很早以前开始，就有不少关于各种添加剂的负面传言：**有的被怀疑有致癌性，有的被认为有降低内脏机能的风险，有的被认为是过敏症的起因……**

我们经常在食品配料表中看见的合成着色剂焦糖色素；作为火腿、明太鱼子发色剂使用的亚硝酸钠；还有甜味剂——阿斯巴甜、三氯蔗糖、安赛蜜等，这些都被怀疑有致癌性。焦糖着色剂被怀疑会损伤内脏、引起过敏；阿斯巴甜被认为是诱发脑瘤、白血病的因素之一；三氯蔗糖与安赛蜜会给肝脏、肾脏带来损害，还可能导致免疫力低下。

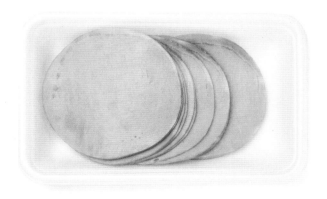

▲ 火腿是焦糖着色剂的重灾区，不要被外表诱人的火腿所迷惑，癌症患者更应该警惕加工食品。

食品添加剂就是这么危险的物质，我会尽量避免摄入加工食品。许多加工食品中都含有食品添加剂，对于竭尽全力恢复健康的人来说，要尽量少吃，甚至不吃。

要想恢复健康，就要选择新鲜的食材，进行健康的烹制。如果你一直健康饮食，舌头和身体就会对食品添加剂非常敏感，通常以口炎或者胃部不适的症状表现出来。自从我实践长寿饮食法开始，我的妻子几乎一直与我食用同样的食物，她对食品添加剂的反应更强烈，摄入含有食品添加剂的食物后常常会出现口炎、头痛、嗜睡等不适。这些不良反应正是身体并不需要食品添加剂这一事实的最好证明。

另外，我也不吃对人体影响尚不明确的"转基因食物"，少吃经过保质处理的进口食材。为了保护身体免受不安全食品的伤害，购买食品时最好看看包装袋上的配料标签（日本的法律规定食品生产者有义务将食品添加剂的名称标示出来）。

关于配料标签，你需要记住以下几点，这样即使遇到比较难懂的物质名称，也能基本判断出此食品是否安全。

● **标示的顺序**

标示的原则是在原材料名称后面加上食品添加剂的名称。一般是按照使用量的多少排序，使用量越高，位置越靠前。

● 用途与物质名称一并标示

这种标示方法说明这种食品添加剂中含有的某种物质比例较高，比如"发色剂（亚硝酸钠）""防腐剂（山梨酸 K）""抗氧化剂（亚硫酸盐）"等。

● 汇总标示

如果有好几种用途相同的添加剂，就可以省略物质名称，直接标示用途。例如，酸味添加剂有柠檬酸、乳酸等，可以直接标示"酸味添加剂"。若汇总标示下无物质名称出现，就无法明确到底使用了什么添加剂，以及使用的量，这是存在盲点的。如果只标示了用途名，就可以理解为有两种以上的添加剂。

● 标示省略

原材料本身所含有的食品添加剂可以不用标示。例如，某些市场上销售的调味果醋会标示原材料中含有"酱油、麦芽糖、酿造醋……"，但是"酱油"里是否含有防腐剂等添加剂，我们无从得知。

利用饮食
调理身体的7个心得

No.1　食用当地的应季食材。

No.2　获取食材全部的营养。

No.3　积极摄取温暖身体的阳性食物。

No.4　均衡摄取"杂食"，抗癌效果好。

No.5　食用纯天然培植的蔬菜。

No.6　动物性蛋白质是精气之源。

No.7　避免摄入食品添加剂。

第 3 章

选对调味料，
是远离癌症的第一步

不管多么有益于健康的食材，
如果使用不健康的调味料进行烹调就会被浪费。
改善饮食的第一步要从调味料开始，
摄取品质优良、天然制作的调味料
会帮助我们增加身体的能量。

选择品质优良的
调味料

　　不管多么有益于健康的食材，如果使用对身体不好的调味料烹调就浪费了。对食物而言，食材是最重要的，要想摄入的食物健康，挑选调味料也马虎不得。

　　烹饪的食材不会每天都一样，而调味料却会一直摆放在厨房里供人随时使用。如果调味料的品质不太好，那就不能不考虑其对身体的影响。因此，改善饮食的第一步要从调味料开始。请一定要选用品质优良的天然调味料，这一点非常重要。

　　生活中，许多人会忽视调味料的力量，以及其对身体造成的影响。即使每天只用很少量的调味料，但毕竟是长期、持续地摄取，调味料依然会对我们的身体产生影响。

　　优质调味料能令食材变得更加美味，让味道变得更有深度。最重要的是，优质调味料中富含天然健康的成分，摄取品质优良、天然制作的调味料会帮助我们增强身体抵抗力。如果你使用的是不利于健康的调味料，请立刻换成天然的调味料。

别让劣质调味料
毁了你的健康

当我建议购买好一点的调味料时，有许多人会说"有点贵，还是算了吧"，这是我十分反对的观点。调味料不是购买后马上就能喝完、吃完的东西，一点点地使用，买来后至少能用一个月，买调味料的钱平均到每天只有很少的金额。这很少的钱却可以保护你的健康，不是很划算吗？

在后面的章节中，我会建议大家践行"每天七分饱，最好六分饱"。我认为给予肠胃适当的休息时间，对于提高自然治愈力是十分必要的。实践"六分饱"，食材费用必然会减少；把节省下来的钱用于购买调味料，不就可以了吗？

坚持使用天然产品，人造食品添加剂进入人体的概率就会大大降低。

和大家实话实说，虽然我坚持依靠饮食调理身体14年，但我只是个普通人，偶尔也会到繁华街区大吃一顿。只有那时，我才会有片刻忘记自己是一名癌症患者，心里感觉些许放松。品尝美味后，我会用家里的调味料再现那种味道，我突然发现了一个问题：我每次花费数小时熬出来的口感效果，餐馆只需要几分钟就能做得到。这些色香味俱全的美食，多半是使用了食品添加剂。

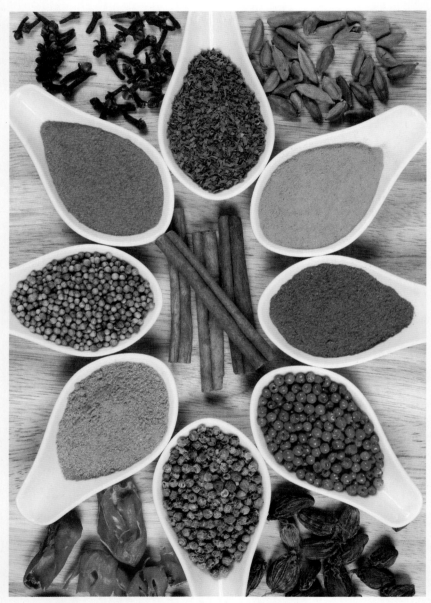

▲ 你吃进去的每一餐中，调味料虽然不多，但都会给身体带来影响。要想真正改善身体状况，必须选购优质、健康的调味料。

如何选出
品质优良的调味料

　　一些主妇曾向我学习烹饪，我带着她们去超市采购食材。她们对于选购调味料也产生了兴趣，我让她们先按照自己的标准挑选一瓶酱油。

　　结果她们选择了：看起来设计得非常高级的瓶子，黑色洋气的瓶子，标签华丽的瓶子……果然不出我所料。对大多数购买者而言，他们最直接的判别质量优劣的标准就是昂贵的价格、洋溢着高级感的容器。因此，调味料制造商也会在容器的外观上下功夫。拿起她们选择的酱油一看，果不其然，配料标示有各种食品添加剂。

　　调味料品质的优良与否并不能从容器上表现出来。因此，不要关注那些设计、标签之类的东西，首先要确认的是原材料标示的内容。例如，天然制作的酱油，原材料只需要标示大豆、小麦、盐、曲种和水；如果有多余成分存在，那就不是品质优良的酱油。

　　如今，我们可以利用化学方法让食物产生各种变化。了解食品品质的途径就是确认原材料标示，所以购买时一定要仔细查看食品标签。

　　还有一种挑选调味料的方法，针对所有调味料都行得通。那就是**观**

察它的颜色，闻它的香味，含在口中确认它的味道。换句话说，就是用自己的五感来辨别调味料品质的优劣。这样可以知道身体、头脑会拒绝什么东西。也许你会认为这种方法十分原始，但它却很有效果。

不管怎样，我都建议你购买品质最好的调味料，即使价格较贵也要试试看。

● 购买新鲜、添加剂少的调味料

调味料要经常使用，所以人们倾向购买比较划算的大瓶装。如果赶上促销日，许多人还会选择降价商品，一次买上两三瓶囤在家里。

为了尽可能保持调味料的新鲜度，我建议大家购买小容量的产品。我会用完一瓶再去购买新鲜的产品，而不是提前买好存放起来。

以前，人们购买酱油时需要拿着空瓶去酱油店，用量斗量取购买。而现在的销售方式是以流通为基础，商品要跨地区销售，就需要在原材料里添这个、加那个。因此，购买调味料时，先看下食品标签，尽量选择添加剂少或不含添加剂的产品。

摄取天然、健康的
调味料

盐 —— 选择健康的天然盐

目前"不减少盐分摄入就会不健康、容易生病"的观点广为流传，而我提倡"应该适当摄取盐分"。

盐对于人体是必不可少的，通常人体组织中的水分含盐的浓度为0.9%。盐在汗液、尿液等自然排出的过程中发挥着重要作用。盐还能帮助人体抵御寒冷和预防中暑。因此，人必须每天补充盐分以防止不足，人体的需盐量一般为每人每天 3~5 克。

另外，盐还有一个人们不太熟知的作用，它担负着帮助胆汁工作的重要任务。食物经过胃部消化后，进入十二指肠，从肝分泌的碱性胆汁会帮助消化活动的进行。如果体内盐分不足，胆汁就无法顺利地完成自己的工作，从而影响人体的消化吸收过程。

因此，为了保证身体健康，盐的摄取显得尤为重要。需要特别指出的是，我建议摄取的盐是"天然盐"。

与"天然盐"相对的，是通过化学方法人工制造的精制盐。说这种盐是一种工业产品也不为过，市面上氯化钠含量高达 99% 的盐也不少见，而氯化钠含量超过 95% 以上的盐，人们就不应该购买使用。

这种精制盐的制造成本低廉，是市场上流通的主流产品，人们购买食用的可能性非常大。如果食用的是这种精制盐，那就必须减少盐的摄入。

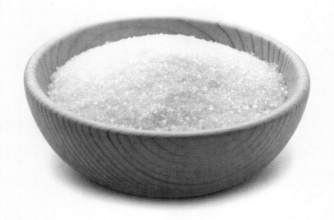

▲ 天然盐是大自然的产物，蕴含着微妙的力量。精制盐的口味虽然与其相似，但缺少天然盐中所含的矿物质。

酱油——不要购买用脱脂大豆制成的酱油

制作酱油的原材料为大豆、小麦、盐、曲种和水，由这些原材料制成的酱油是健康的天然酱油。

小小知识点

天然酱油是如何制作而成的呢？首先，在大豆和小麦中混入曲霉制成酱曲；然后，在曲种里加入盐水进行发酵，制成酱醅；将酱醅放入木质桶中发酵，成熟一年以上，过滤而得的便是酱油。

酱油在发酵过程中会产生其特有的鲜味，还会产生酶，并能产生一种天然的抗氧化成分，具有抗氧化性是天然酱油的优点之一。但是这种制造方法耗时、耗力，且费用较高。人们便想到另外一种方法，那就是用脱脂大豆代替纯天然的大豆。

脱脂大豆，顾名思义，就是榨出油脂后的大豆。将脱脂大豆通过人工手段强行发酵，这样外表看起来类似酱油的替代品就制作完成了，其酿造过程仅需要1~2个月。

由于缩短了天然发酵成熟的过程，这种酱油在制作过程中不会产生天然酱油特有的风味，解决的方法就是加入以化学调味料为主的食品添加剂。

另外，制作脱脂大豆的方式，并不是压缩大豆，而是使用分解大豆脂肪的化学品，这种化学品是否会残留在酱油里尚不明确。

　　现在流通的大多数酱油都是使用脱脂大豆制成的，其价格低廉且制造时间短，能提高生产商的经济效益。

　　使用传统方法制造优质酱油的工厂虽然很少，但仍然存在，所以请尽量购买、使用这样的酱油。这也正是我反复强调的，不要让毒素进入身体。

　　天然酱油原材料标示只有大豆、小麦、盐这 3 种，通常曲种和水的标示被省略。如果标示有过多添加剂的酱油，请谨慎购买。

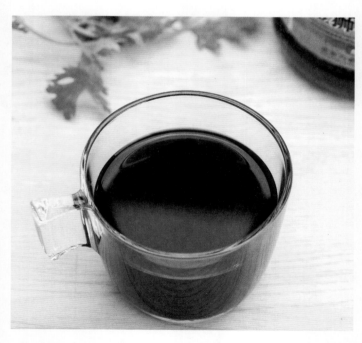

▲ 天然酱油独有的香味、色泽，是配制酱油无论如何都做不到的。

味噌——选择天然的生味噌

大豆发酵食品对人体健康有益，味噌是优质的发酵食品。味噌中富含大豆异黄酮，它是世界公认的优秀抗氧化剂，能清除体内的受损细胞、引起病痛的活性氧。它对放射线污染也具有一定的效果，日本广岛大学发表的研究表明，动物遭到放射线照射后体内会产生大量的活性氧，使正常细胞遭到损坏，摄取味噌能保护身体免受放射物质的伤害。

和酱油一样，相对于天然味噌，也存在"人造"味噌的问题。

小小知识点

天然味噌是在大豆（或者小麦、糙米、黑豆等）中加入天然盐、种曲混合，经1~3年成熟。如果通过人工进行温度调节或使用食品添加剂，那么一个月即可制成味噌，这种味噌被称为"速酿味噌"。

市场上流通的大多数味噌都是低成本的速酿味噌。食品标签上虽然不会写明"速酿味噌"，但如果标示有用于杀菌、防变色、防腐等的食品添加剂，那就是速酿味噌。这种味噌里酵母的含量几乎为零。另外，"无添加剂"的味噌还分为生味噌和天然酿造味噌。

· 有酵母存活的味噌会被标示为"生味噌"。

·经历过长期成熟的味噌会标示"天然酿造"。

请记住，如果具备了以上两点，就是天然制作的味噌。

我每天至少饮用一次味噌汤，偶尔也会将它与糙米饭搭配食用。制作味噌汤时，水的温度不能超过 60℃，因为味噌中的曲霉在 60℃左右会失去活性。我会先将配菜放在锅里煮好，然后将锅从火炉上端下来，等水温降至 60℃以下再放入味噌搅拌至溶化。

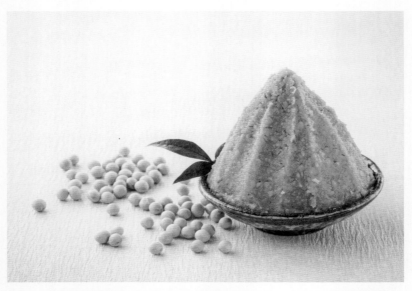

▲ 天然酿造的味噌经过自然的成熟过程，营养价值更高。而速酿味噌中加入了食品添加剂，癌症患者最好不要食用。

油——油是健康的关键

脂肪是构成人体的重要成分，还是供给人体能量的重要营养。脂肪是人体很多组织的重要成分，它还肩负着抵御寒冷、保持体温等职能。

脂肪还是细胞膜的重要原料之一，细胞膜包裹着体内细胞，可以帮助细胞吸收生存所必需的营养和水分，排出废物。简而言之，细胞膜是维持细胞生命的重要组成部分。

小小知识点

脂肪酸是脂肪的主要组成部分，可以分为"饱和脂肪酸"和"不饱和脂肪酸"。牛肉、猪肉、奶制品等动物性脂肪中含有较多的饱和脂肪酸。

不饱和脂肪酸较常见的两种为 ω-3 系列和 ω-6 系列。

ω-3 系列不饱和脂肪酸和 ω-6 系列不饱和脂肪酸是我们自身不能合成又不可或缺的，被称为"必需脂肪酸"。其中 ω-3 被认为具有抗过敏、消炎、抗血栓、抑制血管扩张等作用。亚麻籽油、紫苏油等油中含有 ω-3，但 ω-3 不耐热，不适合加热烹饪。

ω-6 虽然也是必需脂肪酸，但过量的 ω-6 容易引起炎症，因此不要过量摄取。ω-6 主要存在于豆油、玉米油和葵花籽油中。

油是饮食生活中重要的脂肪供给源，因此，我们一定要为身体提供优质的油。

氧化的油是健康的大敌！食用油被氧化后会产生过氧化物，不仅会对血管造成损害，还有致癌的风险。因此，请尽量选择不易氧化的油。

广为人知的优质油有芝麻油、亚麻籽油和橄榄油等。

● 芝麻油

榨取芝麻的种子制作而成，具有抗氧化的作用。其主要成分是不饱和脂肪酸、油酸和亚油酸。

烘焙（200℃以上）过的芝麻会散发出独特的香味。如果不经烘焙直接榨取，虽然没有香味，但能保留芝麻本身的美味。

● 亚麻籽油

从亚麻的种子中榨取，富含必需脂肪酸 α- 亚麻酸（ω-3）和亚油酸，具有抑制胆固醇上升、预防动脉硬化、改善血流状况、提高免疫力等作用。亚麻籽油不加热直接食用，效果更佳。

● 橄榄油

橄榄油是从橄榄果实中榨取的，富含维生素 E 和多酚，具有很强的抗氧化作用，能提高人体免疫力。橄榄油中含有较多的膳食纤维，对肠胃比较温和，对治疗便秘也有很好的效果。橄榄油即使加热也不易发生氧化，我常用它煎肉或鱼。它风味独特，就算生食味道也很吸引人。

我主要会选择橄榄油，特别是高品质的特级初榨橄榄油。与其他精制橄榄油相比，特级初榨橄榄油没有使用任何有害化学物质，没有经过加热处理。它是先通过物理方式压榨后，再利用离心分离机将油与水分离制成的。特级初榨橄榄油含有75%的ω-9系列脂肪酸，这种脂肪酸不易被氧化，稳定性较强。ω-9系列脂肪酸是降低胆固醇、预防动脉硬化的好帮手。

购买特级初榨橄榄油时，要选择酸度在0.8%以下、用深色玻璃瓶装的产品。因为橄榄油容易受到阳光的破坏，如果玻璃瓶颜色太浅或将橄榄油装在塑料瓶中，可能会因为阳光遮挡不完全而发生质变。不过，也有厂商将低劣的橄榄油装入高档的深色玻璃瓶中销售，所以我们也不能完全依靠包装选购橄榄油。

"用五感记住最好的东西"，这是在选购酱油时提到的方法；选购橄榄油时，也可以用到。建议你多尝试这样做，慢慢你会发现优质的调味料有共通的特性。

特级初榨橄榄油属于生鲜品，请尽量购买生产日期较近的小瓶装。购买后要注意储存的温度，橄榄油如果长期放在超过30℃的地方，就会发生质变。当气温低于8℃，瓶子里会出现白色的结晶，不必担心，当温度升高后，橄榄油就会恢复原状，这是橄榄油品质优良的证明。这种"结晶—复原"的现象如果多次发生，虽然在使用上不会有任何问题，但橄榄油香味会逐渐减弱。所以，不要将橄榄油放入冰箱储存，可以将它放在厨房阴凉、避光的地方。

我每天都在想如何变得更加精力充沛，我渴望活下去的心情非常强烈，所以我对于有益健康的东西十分敏感。最近我开始注意到米糠油，这是一种非常健康的油。每 100 克菜籽能榨出 30 克普通的菜籽油，而米糠油是由米糠（由糙米精制成精米后所剩的物质）制作而成的油，每100 克米糠只能榨出 14 克米糠油。因此，米糠油的价格并不便宜。

不过，米糠油有一个足以抵消这一缺点的优势。米糠油中富含具有强抗氧化作用的维生素 E 和谷维素，所以米糠油在清洁血液、预防老年痴呆、动脉硬化等方面被寄予很高的期望。

特级初榨橄榄油也好，米糠油也好，都只是烹饪中使用的一种材料，还要注意它们与其他食材的搭配。如果使用富含维生素 E 的食用油，那么就要适量增加富含维生素 A 和维生素 C 的蔬菜的摄入。像这样营养均衡地烹制食物，是我的饮食疗法的基本理念之一。

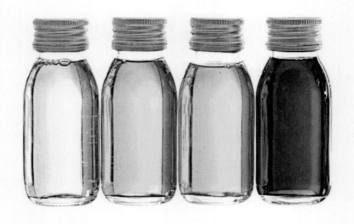

▲ 芝麻油、亚麻籽油、橄榄油、米糠油都是不错的油，你可以准备多种小瓶装的油，交替使用。

因此，仅仅了解如何选择优质的油还不够。使用这种油时，还要考虑如何与其他食材进行搭配，选择何种烹饪方式更好。我希望你在烹饪每一餐前，都先这样思考一下。当你拥有了这样的烹饪理念，厨房用油也就不必局限于某一种，而是可以准备多种交替使用。所谓提高身体的免疫力和自愈力，就是全面地提高身体的力量，请牢记这一点。

砂糖——精制砂糖最好少吃或不吃

无论砂糖（精制糖——白糖、细砂糖等）多么美味，都不能忽视其对癌症患者的危害。

癌细胞比正常细胞对糖的利用率更高，从这点来看，癌症患者平时应控制糖的摄入。砂糖消化速度很快，食用后会令血糖值急速升高，长期食用砂糖易引起血管疾病、糖尿病等。另外，甘蔗精制成砂糖的过程中会大量使用有害的化学物质，同时甘蔗本身含有的维生素、矿物质以及其他营养素会在精制加工过程中流失。

砂糖不建议作为调料使用。**如果想要菜肴中有甜味的话，我向你推荐枫糖浆，枫糖浆热量低，并且富含钾、钙、镁等矿物成分。**

	能量	碳水化合物	钙	钾	钠	蛋白质
枫糖浆	1075 焦耳	66.3 克	75 毫克	230 毫克	1 毫克	0 克
蜂蜜	1230 焦耳	79 克	2 毫克	13 毫克	7 毫克	0.2 克
砂糖	1607 焦耳	99 克	2 毫克	12 毫克	1 毫克	0 克

　　另外，美国某研究团队发现，枫糖浆还含有具有抗氧化、消炎作用的成分。与砂糖相比，我认为枫糖浆对身体更有益。

　　很多人认为砂糖是烹饪中不可缺少的调料，其实完全没有那回事。

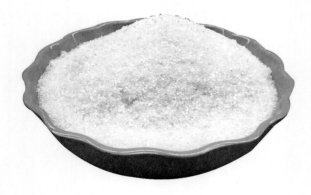

▲ 甜甜的砂糖在精制过程中会使用大量不利于身体健康的化学物质，
　　建议少吃或不吃。

不管是什么菜肴，没有砂糖也能很好地完成，比如可以使用甜菜糖。甜菜糖中含有的低聚糖有调整肠道环境，增加双歧杆菌的作用。另外，在炖菜时使用甜料酒，也可以代替砂糖。

料酒——美味甘甜的发酵调料

料酒的酒精度为 13.5%vol~14.5%vol，可以看作酒类。料酒不仅可以去除鱼腥味，还能提高食物的香醇度、鲜味和光泽度，并带来适度的甜味。所以，烹饪时完全不需要使用砂糖，利用发酵食品的美味甘甜就

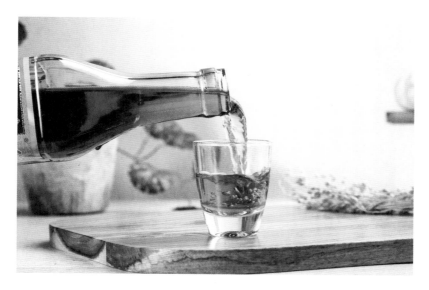

▲ 香醇鲜美的天然酿造料酒，是烹饪的好帮手，可以锁住食材的美味，这是"山寨料酒"无论如何都做不到的。

能烹饪出你想要的甜味，而且有益于身体健康。

天然酿造的料酒最大的特点就是它可以在炖菜表面形成一层薄膜，将美味锁在食材里。

还有一个判断料酒优劣的方法，那就是味道。经 3 年成熟的料酒味道浓郁、十分美味，这是必然的，因为与酿酒使用的是同样的方法。

醋——品质优良的醋对人体健康有益

真正的醋是使用适合酿醋的原材料（大米、小麦、梅子、苹果、柿子、葡萄等）加入醋酸菌发酵而成。

小小知识点

酿造醋起源于酿酒。酿酒时，酒中的乙醇在醋酸菌的作用下发酵，醋就这样神奇地被制成了。

自古以来，世界上就有各种各样的酒，所以也有各种各样的醋，如米醋、糙米醋、红酒醋、芳香醋、麦芽醋、雪梨醋、苹果醋等。其中，苹果醋在美国非常流行。现在，我们很容易就可以买到各种各样的醋，品尝到各种醋的味道，感受不同醋的香气。

● 醋具有令人惊叹的力量

天然酿造醋需花费充足的时间来完成，它除了含有醋酸外，还含有大量有益于身体健康的有机物。与酱油一样，醋这种发酵食品也具有令人惊叹的力量。

醋对人体的益处	
1	醋进入人体后会被分解成钙、钠、钾等天然矿物质成分，它们是构成人体组织和维持正常生理活动的重要物质。
2	吃饭时摄入食醋，可以减缓餐后血糖的上升速度。
3	醋酸具有降低血脂，减少内脏脂肪蓄积的作用。
4	醋还有抑制炎症的作用。

● 醋在烹饪中的妙用

具有强力杀菌、防腐作用且稳定性良好的醋，是烹饪美食的好帮手。它能去除鱼类和贝类食材的腥味，中和咸味，使菜肴味道更加温和。在炖菜或者炒菜时加入醋，可使整道菜的味道变得更有深度、更有层次。

我会用醋将裙带菜、海藻等食材调制成酸爽可口的菜肴；用红酒醋将扇贝、鲑鱼刺身做成料理；将肉和鱼用盐、胡椒烘烤后，浇上意大利香醋食用；如果有多余的蔬菜就做成醋泡菜……总之，为了摄取食醋，

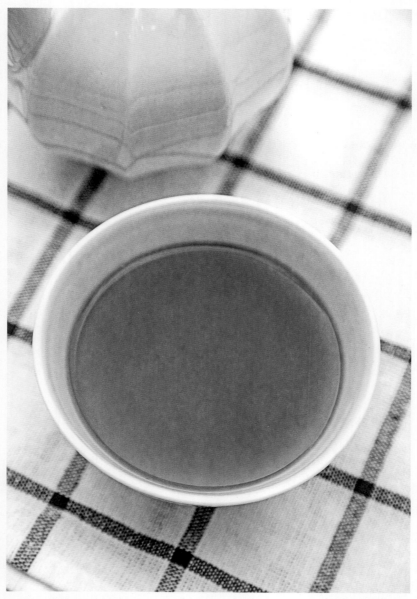

▲ 醋可以帮助人体消除疲劳, 促进消化, 降低血脂, 提高免疫力。建议
   大家适当摄取。

我努力地尝试各种烹制食物的方法。

　　购买醋时，要看醋的原材料标示，请选择标签上没有酒精、人工食品添加剂等多余成分的产品。有些人可能会觉得，标签上带有"纯"字的醋，比如"纯糙米醋""纯米醋""纯苹果醋"等就是品质优良的产品。其实不然，在这些产品中，没有经过足够时间发酵，以酿造酒精为原料快速发酵而成的醋也不少见。

　　市场上还有一种"合成醋"，这是一种完全没有经过任何发酵过程，仅用调味料和添加剂混合勾兑而成的醋。"合成醋"对身体健康是否有益，是非常值得怀疑的，最好不要购买。

摄取天然、健康的调味料

No.1　盐——选择健康的天然盐。

No.2　酱油——不要购买用脱脂大豆制成的

　　　酱油。

No.3　味噌——选择天然的生味噌。

No.4　油——油是健康的关键。

No.5　砂糖——精制砂糖最好少吃或不吃。

No.6　料酒——美味甘甜的发酵调料。

No.7　醋——品质优良的醋对人体健康有益。

第4章

我亲身实践的
健康食疗法

在这 14 年间，我亲身实践，

不断摸索出 13 个提升健康的饮食方法。

这些方法很简单，

却很有效果，请你一定要尝试一下。

糙米是最好
的主食

糙米是仅将稻壳去掉的米。将糙米除去糠皮、胚芽，留下的就是
精制白米。被去掉的这一部分中含有大量的营养物质，其中包括能够
帮助糖分转化为能量的维生素 B_1，具有抗氧化、抗衰老作用的维生素
E，人体所必需的钾、钙、磷等矿物质，以及能够帮助改善肠道环境的
膳食纤维。

精制白米虽然易食、易消化，但与糙米相比，有着根本性的不同。
因为糙米是"活着"的大米。如果将糙米放入水中浸泡数日，它就会发
芽；埋在土里浇水也会发芽。而精制白米在水中浸泡数日则会腐败，就
算埋进土里浇水也不会发芽。

糙米可以帮助人体排毒。经常食用糙米能够排出体内积聚的毒素。
在当今时代，人们不可能完全不受毒性物质的影响，但糙米给了我很
大的信心，我能强烈地感受到糙米一点点地将我体内的毒素排出去
了。当然，不能仅仅依靠糙米排毒，购买蔬菜、谷物时应尽量选择无
农药的产品。**我认为糙米是帮助病人恢复健康的理想食物，当排便状况**

好转、肠道恢复健康后，身体也会恢复活力。

通常我会将糙米煮成米饭食用，糙米与水的比例是 1 : 1.5。如果提前将糙米放在水中浸泡，煮饭时可适当减少水量，多尝试几次就能知道符合自己口味的米饭需要多少水了。

将糙米和羊栖菜一起烹煮，不仅美味，营养价值也会提高。先将羊栖菜放在别的锅里进行简单的调味，饭煮好后再加入羊栖菜。关于煮糙米饭，我还有一个妙招，加入无糖酸奶（大约 30 勺糙米配 1 茶匙酸奶），可以改善糙米饭嚼不烂的口感。酸奶能够破坏糙米最外面的皮层，使其变得更易下咽。与动物源乳酸菌相比，植物源乳酸菌对身体更有益（后面将仔细说明）。这种做法中动物源乳酸菌的摄入量非常小，目的是

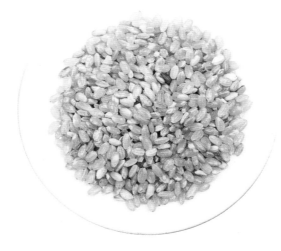

▲ 糙米是"活着"的大米，能帮助身体排毒，恢复活力。建议癌症患者将糙米纳入主食中。

纠正糙米的口感，可以不必太在意。

我还喜欢做糙米饭团。做法十分简单，在刚刚煮好的糙米饭上浇上严选的优质酱油，捏成饭团一口吃掉，真的非常美味。偶尔我也会食用"发芽糙米"，将糙米浸泡数日（2~4 天），等它发芽后再食用。发芽的方式能大幅提高糙米的营养价值，我强烈向你推荐这种方法。

我还会烹制糙米茶饮用，在平底锅上干炒糙米，炒至颜色变深就可以，然后泡茶饮用。需要提醒的是，如果不是真正的无农药糙米，那糙米上的农药也可能会被一起喝下。多尝试各种不同的烹制方法，还能享受食物变化带来的乐趣。

我通常会购买小袋糙米，快食用完时再去购买，尽可能保持糙米的新鲜度。购买的糙米放入冰箱里存放最佳。

让自来水能够
被放心使用的处理方法

烹制有益于身体的菜肴，使用水的质量也至关重要。自来水的主要问题是含有氯，氯进入身体后会产生活性氧，活性氧有较强的氧化能力，易使身体生病、加速机体老化。

此外，氯和水中的有机物发生化合作用还会产生一种叫作三氯甲烷的有害物质。三氯甲烷是一种致癌物，会对中枢神经、内脏机能造成不良影响，还会导致过敏性皮炎。

虽然自来水中的余氯和三氯甲烷的浓度不足以致癌，但为了更放心地饮用，我安装了净水器。经过净水器过滤的自来水，我会先用水壶或者锅煮沸后再使用。水煮至沸腾后，一定要打开盖子，让水持续沸腾15分钟以上，如果刚沸腾就关火，则达不到彻底清除三氯甲烷的目的。相关研究表明，水沸腾后三氯甲烷的含量会增加，是沸腾前的2~3倍，但持续沸腾15分钟以上，三氯甲烷就会消失。

经过处理后的水，放凉后分装入适合的水瓶中，放入冰箱里保存。如果觉得这样的处理方式太麻烦，或者没有时间这样做，可以将水放在容器内静置一晚，使余氯挥发而减少，这样做也有一定的效果。

自制美味健康
的调味料

好不容易准备了无添加剂的天然调味料，如果为了增香提味而使用味精、鸡精等产品可就前功尽弃了。

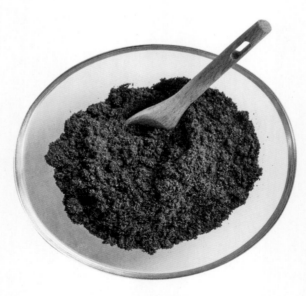

▲ 自制调味料时，也要选择优质的原材料。

　　我向你推荐我自创的万能调味料。这款调味料是非常有用的烹饪帮手，能在需要时立即使用，比如可以在高汤不够浓郁时加入，也可以淋在米饭上代替普通调味料。

　　自制的美味调味料，原材料全部是天然食材，制作方法也很简单。并且含有丰富的氨基酸，对身体非常有益。有时间的话，可以多制作一些，分装入密封容器中放入冰箱保存，冷藏可以保存1个月左右（也可冷冻）。

⊙奇迹主厨·万能调味料的制作方法

食材

干贝 · · · · · · · · · · · 20克　　海带 · · · · · · · · · · · · 20克
小鱼干 · · · · · · · · · · 20克　　小虾米(或者磷虾) · · · 40克

制作

① 将干贝切碎（尽量碎）备用。
② 将海带处理干净。

※ 海带表面的白色粉末是对人体有益的甘露醇，注意不要洗掉。

③ 将小鱼干的内脏、腮、眼睛等会产生异味的部位清除。
④ 将干贝、海带、小鱼干与小虾米一起放入粉碎机中尽量搅碎。

⊙奇迹主厨·两种高汤的制作方法

第一种高汤：日常饮用或增加菜肴细腻的口感

食材

水 · · · · · · · · · · 1000毫升　　海带 · · · · · · · · · · · · 20克
海带 · · · · · · · · 15~20克　　鲣鱼干 · · · · · · · · · · · 20克

制作

1. 将海带清理干净，切成10厘米长条。
2. 将水和海带放入锅里，中火（60~85℃）炖煮10分钟左右。
3. 在煮沸前将海带捞出，以避免汤汁过黏、产生异味，煮沸后立即关火。
4. 放入鲣鱼干，煮开后立刻关火，去掉残渣。
5. 鲣鱼干下沉后，用布过滤。

第二种高汤：放入汤或炖菜里

食材

第一种高汤中使用过的海带　　　　水 · · · · · · · · · · · 1000毫升
鲣鱼干和荒节（将鲣鱼干煮制后反复熏烤而成） · · · · · · 10~15克

制作

1. 将1000毫升水和第一种高汤中使用过的海带、鲣鱼干放入锅里，沸腾后小火煮约10分钟。
2. 加入荒节小火炖煮5~6分钟。
3. 去掉残渣，关火，待鲣鱼干沉下去后过滤，轻轻挤榨。

这两种高汤可以混合使用。

彻底清洗蔬菜，让农药无残留

如今蔬菜中农药的残留问题比想象中更可怕，身患癌症的我再也不想摄取更多的毒素了。虽然糙米可以帮助排出农药毒素，但还不够，我要尽可能阻止农药进入身体。我努力寻找方法，发现了一种非常棒的清洗蔬菜的方法。

市面上也有许多能够清洗蔬菜上的有毒物质（农药、石蜡、大肠菌、黄色链球菌等）的商品出售，我推荐扇贝壳粉。扇贝壳粉是100%的天然物质，具有强大的杀菌力，将它倒入水中溶解会变成氢氧化钙溶液，这种溶液能发挥强力的清洁、杀菌效果。

小小知识点

扇贝壳粉为细腻的白色粉末，是用扇贝壳经1000℃以上的高温烧制而成，成分是烧制而成的钙粉。

清洗蔬菜的具体做法：将水倒入盆中，以 1 升水兑 12 克扇贝粉的比例加入扇贝粉混合；搅拌均匀后放入蔬菜，黄瓜、茄子、土豆，什么蔬菜都可以，浸泡 10~20 分钟，水会变成偏灰色的脏水，水面上浮起油状的脏东西（油状物越积越多，最终形成一层令人恶心的膜状物）；将蔬菜从脏水中捞出，冲洗干净，就可以放心食用了。

每次倒掉这些油乎乎的脏水，我就会想：这些东西要是进入人体内该多么可怕。

如果买不到扇贝壳粉，也可以用淘米水、粗面粉清洗蔬菜，效果也很好。将蔬菜放入淘米水或粗面粉中浸泡一会再清洗，捞出冲洗干净即可。

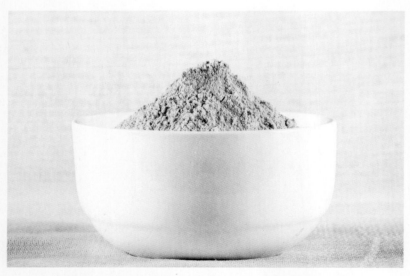

▲ 天然的扇贝壳粉，可帮助清除蔬菜上的农药和其他有害物质。

放心食用
鱼类、肉类的方法

令人不安的不仅仅是蔬菜，还有肉类和鱼类。

肉类中最危险的当属加工肉，这种肉不是我们通常食用的瘦肉，而是通过注射添加剂将不能食用的大腿肉、坚硬的肉质、发红的肉块等伪装成高级肉类。

市场上的肉类既有生产的问题，也有原生动物性疾病的问题。要了解选购肉类的常识，用敏锐的眼光去辨别。不光是肉质，如果把动物吃的饲料都了解清楚就更好了。因为在饲料中添加抗生素、转基因物质的例子也不少。

选购肉类时，最好选择值得信赖的农牧生产者或肉类销售商的产品。如果对猪肉、牛肉、鸡肉不放心，我会使用天然盐来处理。将天然盐撒在肉上进行按摩，使肉中多余的水分渗出，渗出来的水中含有对身体有害的成分。虽然不可能做到完全去除有害物质，但我相信处理与不处理还是有很大区别的。

如果鱼类品质不佳，也可以采取同样的方式处理。像银大马哈鱼，鱼肉真正的颜色是赤红色，粉色的鱼肉是加工制作出来的颜色。特别是养殖鱼，在养殖时可能使用了各种有害化学物质（饲料添加剂）。所以，食用前最好用天然盐简单处理一下。

清洗蔬菜的扇贝壳粉，也可以用于清洗肉类、鱼类。将肉或鱼放入水中，1升水加入1克扇贝粉末，将肉类食材浸泡约5分钟，捞出冲洗干净就可以了。整条鱼可以切成3段，鱼块、鱼条不用再做处理，直接浸泡即可。比起什么也不做，用扇贝壳粉洗过的肉类和鱼类会更耐存。

也许有人会问："这样处理的肉类食材鲜味不会消失吗？"我可以毫不犹豫地回答："那种人造美味真的有必要吗？"健康烹饪的理念就是放弃对身体无益的东西，仅仅使用对身体有益的物质。

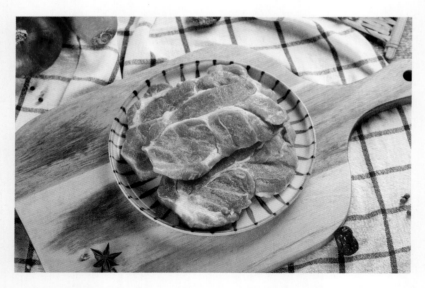

▲ 只有健康、安全的肉，才能给身体提供优质蛋白，让你精力充沛。

尽量将食材烹制成
阳性食物

我非常认同"阴阳"的观点，也努力在饮食生活中实践这一点，因为阳性食品能够温暖身体。

阳性食材有动物性食材、在寒冷地区生长的食材等，这些食物为什么能够温暖身体呢？简单来说，"阳"的本质就是"收缩的向心的能量"。

● **阳的本质**

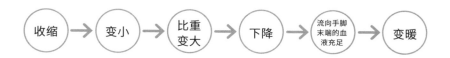

拥有阴性性质、令身体变冷的食物包括植物性食物、在寒冷的地域生长的食材等。所谓"阴"是"扩散的离心的能量"。

● **阴的本质**

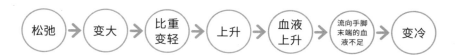

医学专家指出，人体体温每下降 1℃，免疫力会降低 30% 左右，当体温低于 35℃ 时，癌细胞就容易增殖。对于癌症患者来说，要尽量避免低体温，所以我想方设法地摄取阳性食物保持身体温暖。

过去人们的平均体温在 36.5℃ 以上，但现在人的平均体温只有 35℃，现代人似乎更偏向阴性体质。如果你的体温也偏低，请同我一起努力地摄取阳性食物吧。

生活中我们不可能完全不食用阴性食材，其实只要用心烹制，阴性食材也能转化为阳性食物。下面我就分享几个简单实用的烹饪方法。

将食材烹饪成阳性食物的方法	
加热	使用煤气是加热食物的理想方法。微波炉通过电磁波使食物表面升温，这种方式会令食品内部的纤维分解、被破坏，这样我们就不能完整地获取食物的营养。
晒干	将食材晒干，例如制作萝卜干、葫芦干、葡萄干、柿子干、鲍鱼干、干贝等，我还会制作干香菇。将 10 个新鲜香菇用绳子穿起来挂在屋檐下，1 周后香菇变得干干的就可以了。香菇干燥后，维生素 D 的含量会大幅升高。
油炸或者炒制	将食材油炸或炒制，但不要使用精炼过的油，建议使用特级初榨橄榄油、米糠油和芝麻油。当然，氧化的油也不能使用，要使用新鲜的油。

适量摄入
牛奶、乳制品

　　牛奶被认为是对健康有益的食品，其所含营养成分容易被人体吸收。它富含优质蛋白质，在氨基酸组成上与人体需求非常接近；它还是不可多得的优质钙源。

　　牛奶中含有酪蛋白和乳清蛋白，其中，酪蛋白难以被人体消化，食用后可能会给肠胃带来负担。另外，当免疫系统误把正常摄入的牛奶蛋白当作入侵的敌人时，还容易诱发过敏反应。

　　酸奶也是一种健康食品，含有能成为肠道有益菌食物的低聚糖，有助于改善肠道环境，提高免疫力。另外，乳酸菌还可以促进肠道蠕动，使有害物质排出体外。

　　美国的 T. 柯林·坎贝尔教授发现，过多摄入动物性蛋白质会促进癌症的发生。每 100 克牛奶和酸奶中分别含有 3.3 克、3.6 克动物性蛋白质，所以坎贝尔教授提倡适当控制乳制品的摄取量。正所谓"过犹不及"，任何东西摄入过量反而对身体无益，如果你平时摄入乳制品过多，请适当控制摄取量。

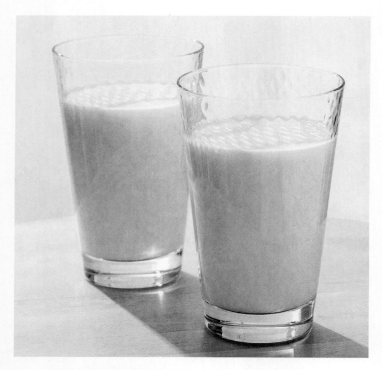

▲ 《中国居民膳食指南（2016）》推荐每天摄入300克乳制品是安全并有益的。

积极摄取
植物源乳酸菌

　　乳酸菌有调整肠道、排出有害毒素和提高免疫力等作用，有利于人体健康。乳酸菌分为动物源乳酸菌和植物源乳酸菌，但我只摄取植物源乳酸菌。

　　我不推荐动物源乳酸菌，不光因为它是由牛奶等动物的乳汁制作而成，还因为动物源乳酸菌不耐酸，食用后会在胃酸的作用下死亡。有人认为动物源乳酸菌即使在肠道内变成死菌也能作为肠道菌群的养料，是有益的物质。如果是这样的话，我认为摄取不害怕胃酸和胆汁、在肠道内仍能存活的植物源乳酸菌更有益。

　　植物源乳酸菌以存活状态进入到肠道后，本身就是益生菌，可使肠道菌群功能更健全。植物源乳酸菌的种类也非常丰富，是动物源乳酸菌的 100 倍以上。植物源乳酸菌还拥有很多优点，比如耐盐、能与有益于身体的微生物和细菌共存、不容易受到外部影响等。

　　植物源乳酸菌几乎存在于所有蔬菜中，为了高效摄取植物源乳酸菌，我会将蔬菜制作成腌菜长期食用。我所说的腌菜不是超市销售的满是食品添加剂的腌菜，而是自制的、经过充分发酵的、天然的腌菜。我制作的腌菜主要有以下两种。

● 腌制泡菜

　　在米糠中腌制的蔬菜能大量提供适合人体的优质乳酸菌。米糠皮包含了糙米 30% 的营养，除了富含乳酸菌以及促进发酵的酵母菌外，还

⊙腌制泡菜

食材

生糠皮 ········· 1000克　　　水 ·········· 1000毫升
天然盐 ········· 130克　　　　蔬菜 ··········· 适量
海带5厘米 ········· 5片　　　朝天椒（去籽）······ 2根

制作

① 将盐放入水中烧开，放凉。
② 将八成的盐水倒入糠皮里，搅拌均匀呈豆酱状，剩下的盐水用来调整。
③ 将蔬菜要去掉的部分（如大白菜的外层和芯、胡萝卜的残渣等）放进坛子里，整理至表层平整后放入海带、朝天椒，压紧防止空气进入。

※　定期更换海带、朝天椒。

④ 第一周，早晚各搅拌一次。
⑤ 放入的蔬菜每3~4天更换一次，更换时将蔬菜中的汁挤压出来，将汁液与糠皮充分混合。

※　当蔬菜变软，水分相对增多后，需要再加入蔬菜。

⑥ 将蔬菜可以食用的部分洗净后抹上少许盐腌制起来。
⑦ 每日搅拌一次（请洗净双手后搅拌）。

※　糠皮泡菜坛需要放在20~25℃的环境中保存，夏天请放到冰箱中保存。

富含维生素、矿物质以及对身体代谢有益的酶。

我会将黄瓜、茄子、萝卜、芹菜等蔬菜先用扇贝壳粉末洗净，然后放进坛中腌制。每天用手去搅拌一下，这样能加速腌菜的成熟。

● **水泡菜**

参考水泡菜的做法，我自创了一种泡菜。根据浸泡时间的长短，植物源乳酸菌的数量会增殖到普通泡菜的数十倍、数百倍，所以我会连同浸泡蔬菜的菜汁一起食用。

⊙水泡菜

食材

淘米水 ⋯⋯⋯ 500毫升　　天然盐 ⋯⋯⋯ 7~8克
甜菜糖 ⋯⋯⋯ 10克　　　　生姜丝 ⋯⋯⋯ 1片
蔬菜 ⋯⋯⋯ 适量　　　　苹果（带皮）⋯ 1~2个

制作

❶ 将蔬菜（无农药残留）切成片状、条状，抹上盐备用。
❷ 将生姜、甜菜糖（低聚糖）放入第一道淘米水中，煮沸，关火。

※ 放入的甜菜糖可以成为乳酸菌的养料，常温下放置2~3天就会发酵。

❸ 趁热将蔬菜放入锅中，待温度稍微降低后放入苹果搅拌均匀，覆上保鲜膜，在室温下放置0.5~1天。

※ 乳酸菌以糖分为养料进行发酵，能产生酸味。
※ 放入冰箱能存放2~3天。

杏仁是
优秀的食材

杏仁是能增强人体活力的优秀食材，主要有以下几大优势：

杏仁对人体的益处
① 富含具有抗氧化作用的维生素 E，可强化皮肤、黏膜，防止老化。在所有食品中，杏仁中维生素 E 的含量名列前茅。
② 富含难以被氧化的油酸，每 100 克杏仁中含有 35 克油酸，是芝麻油的 1.8 倍。油酸可以促进体内脂肪代谢，调节体内胆固醇含量。
③ 富含钙与铁。
④ 富含调整肠道环境的不可溶性膳食纤维，含量约是生菜的 9 倍。
⑤ 能洁净血液，促进血液流动顺畅。

非要说优点满满的杏仁有什么缺点，那就是如果不经过充分咀嚼容易出现消化不良。为了充分摄入杏仁的营养，我会将杏仁制作成杏仁乳饮用。杏仁乳颜色乳白，外观形似豆腐。

制作杏仁乳需要使用生杏仁。生杏仁分甜味、苦味两种。制作杏仁乳请选择甜杏仁。不要使用炒制好的杏仁，因为杏仁经炒制后营养价值下降。

市场上也有杏仁乳售卖，但要留意是否含有添加剂。即使标明是100%的杏仁乳，也未必完全没有添加其他成分。虽然日本法律规定必须写明产品的构成成分，但如果含量不到5%，就没有标示的义务。我自制的杏仁乳只能存放2天，而商店出售的杏仁乳却能存放相当长的一段时间，还是自制的杏仁乳饮用起来更安心。

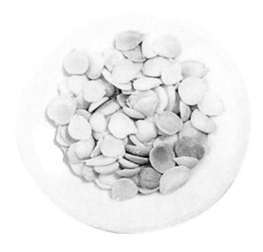

▲ 杏仁能帮助癌症患者清除肠道和血液中的毒素，促进身体恢复活力。

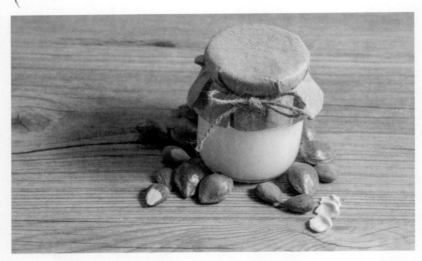

▲ 杏仁乳可以作为早晨的饮品，经常饮用能延缓衰老，让身体更有活力。

⊙杏仁乳

食材

杏仁（生、甜、带薄皮）······························30粒
糙米粉········30~40克　　　　水 ··········400毫升

制作

① 将生杏仁用水浸泡8~10小时。

② 将生杏仁沥干水分，与400毫升水放入料理机打碎，用小孔笸箩滤渣。

③ 将滤渣以后的杏仁汁与糙米粉搅拌均匀就完成了。

※ 生杏仁中含有控制酵素的物质，能够保护自身免受外敌伤害。但这种成分会影响消化，需要用水浸泡析出。

※ 另外，糙米粉请使用由无农药糙米在特制的窑内烘焙而成的、平均粒径为25nm的细粉末。

用心烹制，
避免食品添加剂

"过多地摄取食品添加剂会降低免疫力"，当我提出这样的观点时，不少人会说"只是一点点应该没有关系吧"。仅仅只是这"一点点"，日积月累就十分危险，饮食的每一个细节都要认真对待。

即便我非常注意饮食生活，偶尔也会产生"啊，好想吃咖喱饭"的欲望。这时最好不要去购买咖喱块，因为简单便捷的咖喱块、炖汤块等，其实是食品添加剂的集合体，还可能混入了劣质油。想要尽量避免食品添加剂，又想品尝咖喱的美味，可以通过健康的烹饪方式达到目的。

使用优质油将蔬菜稍微翻炒，将十来种辛香料（莳萝、姜黄、香菜、肉桂、小豆蔻、公丁香、辣椒粉、肉豆蔻、咖喱粉、大蒜、干姜、月桂叶等）撒进去。辛香料各有各的作用，将它们混合使用，能产生意想不到的美味和功效。特别是姜黄，含有的酵素非常丰富，能促进人体新陈代谢。仅仅这样就能烹饪出诱人的咖喱味，如果想要更黏稠，可以将炖煮的土豆压碎后放进去，还可以加入洋葱翻炒使食物更香醇；水量充足的话，还能做出咖喱汤。

另外，我还自创了美味的肉末咖喱。

⊙自制肉末咖喱

食材

洋葱 · · · · · · · · · · · 50克　　肉末 · · · · · · · · · · · 50克
番茄 · · · · · · · · · · · 20克　　前文所述辛香料适量

制作

① 将洋葱烹炒至香味四溢。
② 将肉末放入锅中简单翻炒，再加入切成丁的番茄倒入锅中一起翻炒。
③ 将前文列举的十来种辛香料倒入锅中翻炒均匀。

※ 为了增添菜肴的色彩，提升营养价值，可以将彩椒、茄子切成大块翻炒后浇在上面。

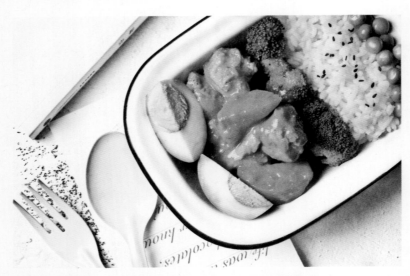

▲ 咖喱酱与鸡肉是完美的搭配，再搭配自己喜欢的配菜，美味又营养。

● **更健康地食用关东煮**

天气寒冷时，常常想吃关东煮，但关东煮除了萝卜、鸡蛋外，其他食物基本都是含有食品添加剂的加工食品。比如，鱼卷、鱼肉饼、油炸鱼丸……另外，魔芋在种植时也使用了大量农药。

这样一想，关东煮里就没什么可以吃的食物了。为了吃到健康的美味，我想到了下面的办法。

① 使用天然盐腌制魔芋并去除多余的水分。将魔芋放入沸腾的水中焯水，捞出洗净，再焯水。魔芋焯水后，水会变成黑色，重复几次，直到水澄清为止。

② 将鱼卷、鱼肉饼、油炸鱼丸等加工食品放入沸腾的水中炖煮。炖煮过程中虽然香味会流失，不必在意，那只不过是食品添加剂的味道。

③ 将"沐浴"后的食物捞出，放入使用优质酱油与料酒调制的、符合自己口味的汤汁中就可以了。

咖喱也好、关东煮也好，在你忍不住想一饱口福的时候可以尝试这样处理。这样做也许会多花一些时间，但为了改善身体状态，耐心烹饪的心态也是必不可少的。

不要过分在意食材
的种类数量

　　常常有人问我：不偏食地摄取各种食物的杂食法最佳，那具体应该食用多少种食物呢？也有为了健康每天要摄取 30 种食物的饮食养生法，"1 个、2 个、3 个……"，每次这样数着食材的种类准备饮食，我想这在无形中也会造成心理压力吧。我准备烹饪时，有一个简单的基准，那就是"牙齿数量法则"。

> **小小知识点**
>
> 牙齿是如何构成的呢？人类的牙齿上下共有 32 颗，分为 3 种，其中，负责研磨的磨牙有 20 颗、负责撕咬的切牙（门牙）有 8 颗、负责咬碎的尖牙有 4 颗。臼齿、门牙和尖牙的比例分别是 20：8：4，也就是 5：2：1 的比例。

磨牙负责磨碎的主要是谷物、豆类；前牙负责撕咬的主要是蔬菜；尖牙负责咬碎的是肉类、鱼类。我认为配合牙齿种类的比例，以5：2：1来摄取对应的食物种类是符合自然规律的。只要大致记住这一点，我们基本就能做到均衡饮食。

磨牙	切牙	尖牙
谷物、豆类	蔬菜	肉类、鱼类
5 ：	2 ：	1

我每天饮食的基本模式是以糙米（50%~60%）为主食，配菜就以上面的比例准备，再加上汤品。

不过，100%遵照5：2：1的比例饮食，实际上是不可能的，重要的是将大致比例记在脑海中，也就能避免总吃某类食物，或不吃某类食物了。

如果一定要严格凑齐食物种类，绝对按照规定的分量饮食，那么越是神经紧张的人，心理压力越大，反而不利于身体恢复健康。

需要重视食物的GI值

　　我不会将注意力放在食物的热量上。我认为用热量来判断食物适不适合食用，对于想要恢复体力、增强抵抗力的人而言毫无意义。当然，我们要避免过度饮食，但相比于热量，我更重视食物的 GI 值。

> **小小知识点**
>
> GI 值是"Glycemic Index"（血糖指数）的缩写，表示某种食物升高血糖效应与标准食品（通常为葡萄糖）升高血糖效应之比。也就是说，GI 值反映了人体食用一定食物后会引起多大的血糖反应。

　　人摄入的食物在体内会变成糖分，血液中含有的糖分急剧增多时，胰脏就会分泌降低血糖的胰岛素。胰岛素的功能就是将糖转化为能量或脂肪。另外，长期处于高血糖状态，血液会变得黏稠，血管壁也会受到损害。

虽然我遭受着癌症的困扰，但我的血压值、血糖值、脉搏数、胆固醇指标都保持在正常范围，更难得的是 14 年来一直如此。不过，一旦其中哪一项不正常，我就会有一种危机感，担心身体会垮掉。我想，如果不是我有意识地控制摄取 GI 值 60 以上的食材，血糖也不会这么稳定吧。

我建议大家摄取令血糖值缓缓上升的食物。**选择这类食物时，应以 GI 值 60 为基准，数值越低的食物血糖值上升越缓慢，胰岛素分泌也就越少。**

举例来说，相较于精白米（GI 值为 84），宜选择糙米（GI 值为 56）；相较于普通面包（GI 值为 91），宜选择全麦面包（GI 值为 50）；相较于法棍面包（GI 值为 93），宜选择黑麦面包（GI 值为 58）；相较于乌冬面（GI 值为 85）、意大利面（GI 值为 65），宜选择荞麦面（GI 值为 54），以这样的方式选择食物对健康更有利。

顺便提一句，牛肉、猪肉、鸡肉的 GI 值平均在 50 以下，鱼类的 GI 值全部在 40 左右，特别是青鱼的 GI 值非常低。

烹饪时，我会先查明食材的 GI 值。出人意料的是，土豆、胡萝卜都是 GI 值非常高的食材，土豆的 GI 值是 90，胡萝卜的 GI 值是 80。这两种蔬菜经常出现在餐桌上，对人体也有一定的益处，不可能完全不吃。那该怎么办呢？对于 GI 值较高的食材，依靠烹饪的智慧，运用以下 3 个方法就可以降低整道菜的 GI 值。

降低 GI 值的 3 个方法

● **使用食醋**

例 1：在土豆沙拉里加入食醋。

例 2：嫩煎鸡肉配土豆，浇上芳香醋酱汁。

例 3：将胡萝卜与白萝卜一起切成细丝，浇上甜醋做成醋拌菜丝。

● **与膳食纤维多的食材一起烹饪**

在土豆和胡萝卜的炒菜中，加入 GI 值较低的蔬菜，比如西蓝花、青梗菜等。

● **与豆类一起食用**

在土豆沙拉或胡萝卜沙拉中加入煮熟的豆类。

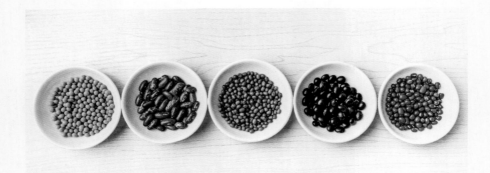

▲ 豆类是对人体有益的食物，可在主食中加入豆类，可使食物种类更丰富，还能降低GI值。

⊙美味黑豆的炖煮方法

食材

黑豆 · · · · · · · · · · 200克

甜菜糖 · · · · · · · · · 130克

酿造酱油 · · · · · · · 40毫升

小苏打 · · · · · · · · · · · 1克

水 · · · · · · · · · · · 1200毫升

甜料酒 · · · · · · 30~50毫升

天然盐 · · · · · · · · · · · · 8克

制作

1. 将除黑豆以外的所有材料混合，倒入锅中煮沸。
2. 关火，将黑豆倒进去，静置一晚。
3. 去除浮沫，用小火炖煮（盖上盖子）。

※ 炖汁蒸发减少时加入热水，不能用冷水。

4. 炖汁煮至刚好没过黑豆为止，将黑豆炖煮至用手指捏住就会破裂的状态。
5. 放置一晚（7~8小时），使其更加入味。

※ 煮汁不要倒掉，富含黑豆中的大豆异黄酮等营养成分，可以饮用。

※ 用煮热的汤汁泡发黑豆是关键所在，不要用水泡发。

常见食物 GI 值表

◎ 碳水化合物

精白米 · · · · · · 84	荞麦面 · · · · · · 54	全麦面包 · · · · 50
糙米 · · · · · · · 56	意大利面 · · · · 65	法棍面包 · · · · 93
乌冬面 · · · · · · 85	普通面包 · · · · 91	黑麦面包 · · · · 58

◎ 蔬菜

茄子 · · · · · · · 25	莲藕 · · · · · · · 38	南瓜 · · · · · · · 65
竹笋 · · · · · · · 26	牛蒡 · · · · · · · 45	玉米 · · · · · · · 70
蟹味菇 · · · · · · 27	红薯 · · · · · · · 55	胡萝卜 · · · · · · 80
小葱 · · · · · · · 28	西蓝花 · · · · · · 25	土豆 · · · · · · · 90
秋葵 · · · · · · · 28	萝卜 · · · · · · · 26	菠菜 · · · · · · · 15
香菇 · · · · · · · 28	大白菜 · · · · · · 26	豆芽 · · · · · · · 22
番茄 · · · · · · · 30	韭菜 · · · · · · · 26	青梗菜 · · · · · · 23
洋葱 · · · · · · · 30	辣椒 · · · · · · · 26	生菜 · · · · · · · 23

◎ 奶制品

普通酸奶 · · · · 31	人造黄油 · · · 31
黄油 · · · · · · · 30	碎奶酪 · · · · · · 33

◎ 水果

葡萄柚 · · · · · · 31	猕猴桃 · · · · · · 35	葡萄 · · · · · · · 50
橙子 · · · · · · · 31	苹果 · · · · · · · 36	香蕉 · · · · · · · 55
柠檬 · · · · · · · 34	桃子 · · · · · · · 41	

◎ 砂糖 / 点心

枫糖浆 · · · · · · 73	赤砂糖 · · · · · · 99	精白糖 · · · · · 109
鲜奶油蛋糕 · · · 82	细砂糖 · · · · · · 110	巧克力 · · · · · · 91

出处:《以低 GI 值饮食打造纤瘦体质》永田孝行监修·主妇友社·2009

不要依赖
营养补充剂

离开医院后我独自实践饮食疗法，刚开始时常常感觉不安。跟大家实话实说，我也曾经服用过营养补充剂，食用过据说对癌症有效的"神秘蘑菇"，也饮用过说是对健康有益的高价水。另外，我还尝试过核酸胶囊、补钙剂、蜂胶、乳铁蛋白等 20 来种营养补充剂。

我服用营养补充剂是想要避免癌症恶化，这些营养补充剂基本没什么效果。在服用宣称绝对有效的矿物质原液时，我的身体完全垮掉了。我想依靠营养补充剂获得健康，结果令人失望，思索再三，我停服了营养补充剂。

我付出高昂代价后得到的教训是：使用人造的营养补充剂绝不可能让身体变得更健康。

"身体是由吃进去的食物构成"，我切身体会到了这一点。"食"字，可以拆分为"人""良"二字，可以理解为对人有益的食物。我认为，坚持食用对身体有益的食物，是恢复健康的可靠方法。

我摸索的13个健康的
饮食方法

No. 1   糙米是最好的主食。

No. 2   让自来水能够被放心使用的处理方法。

No. 3   自制美味健康的调味料。

No. 4   彻底清洗蔬菜，让农药无残留。

No. 5   放心食用鱼类、肉类的方法。

No. 6   尽量将食材烹制成阳性食物。

No. 7   适量摄入牛奶、乳制品。

No. 8   积极摄取植物源乳酸菌。

No. 9   杏仁是优秀的食材。

No. 10   用心烹制，避免食品添加剂。

No. 11   不要过分在意食材的种类数量。

No. 12   需要重视食物的GI值。

No. 13   不要依赖营养补充剂。

第 5 章

每天这样做，
改善身体内环境

癌细胞为什么会出现在体内？

答案显而易见，那是因为有让癌细胞生存的环境。

这样看来，在生活中积极改善身体的内环境，

不就可以增强身体的自愈力了吗？

保持身体温暖

癌细胞喜欢低温、高糖的身体内环境。如果因生活习惯紊乱，导致身体内环境出现上述某一种情况，那正是癌细胞希望看到的结果。当身体处于低温、高糖的状态，每天约有 5000 个细胞癌变的风险会增高，如果癌症已经发生，癌细胞就会在这样的环境中肆意增殖。

我的癌症已经到了晚期，必须要严格防范这两点。最基本的就是保持身体温暖，不让身体变冷。低体温会降低人体免疫力，影响激素分泌等功能。据说，人的体温每降低 1℃，基础代谢率会下降 12%，免疫力会下降 30% 左右。同时，消化功能和身体产生能量的能力也明显降低。对抗低体温，我有几个小妙招。

早晨起床后，饮用温白开水

我每天早上起床后，首先饮用 1 杯温白开水，再开始一天的生活。睡眠期间人的体温有所下降，起床时身体处于低体温状态，饮用温热的

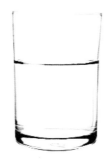

▲ 晨起饮用1杯温白开水，既能温暖身体，又能帮助净化肠道。养成这个习惯，你会受益终身。

白开水可以帮助温暖身体。依靠自己抗癌的这十多年里，每天早上起床喝1杯温白开水，已经成为我的习惯。

饮用的水，要使用最大限度消除余氯与三氯甲烷的水。使用净水器过滤的自来水要烧开后持续沸腾15分钟以上，稍稍放凉后饮用。有人认为直接将矿泉水加热饮用更方便，但矿泉水是在常温下饮用的水，一旦加热，其中的矿物质等有益成分就会损失，变成普通的水，那样就太浪费了。

避免食用使身体变冷的食物

我有一个原则，从冰箱中取出来的饮料、食物不会立即饮用或食用。不论什么食物，一定要处理至高于体温后再食用。

烹饪时，我也会尽量选择能够温暖身体的食材，少吃令身体变冷的食材。

	温暖身体的食材	令身体变冷的食材
谷物、豆类	糯米、紫米、西米、高粱、大豆等	小米、玉米、小麦、大麦、荞麦、薏苡仁、绿豆、豆浆、豆腐皮、腐竹、豆腐、豆芽等
蔬菜	生姜、韭菜、辣椒、洋葱、大葱、大蒜、芫荽、茴香、牛蒡、胡萝卜、山药、土豆、红薯、芋头、南瓜等	空心菜、马齿苋、菠菜、芹菜、白菜、卷心菜、苋菜、芥菜、油菜、花椰菜、青椒、苦瓜、丝瓜、黄瓜、冬瓜、番茄、茄子、莴苣、毛豆、萝卜、菌类、莲藕、茭白、海带、紫菜、竹笋、荸荠等
水果	龙眼、桃子、橄榄、金枣、榴梿、桑葚等	柿子、猕猴桃、西瓜、梨、酸橙、菠萝、香蕉、杧果、柑橘、白兰瓜、甘蔗、香瓜、柚子、李子、草莓、葡萄柚、樱桃、椰子、柠檬等
肉类	牛肉、羊肉、乌骨鸡、鲤鱼、鳗鱼、海虾、鲫鱼、鳝鱼、鲢鱼、草鱼、白带鱼等	猪肉、鸭肉、鸡肉、螃蟹、鸭蛋、田螺、鳖肉、蛤蜊肉、蚌肉、海蜇等
其他	栗子、鹅蛋、小茴香、胡椒、芥末、酒、盐、酱油、红茶等	鸭蛋、松花蛋、莲子心、植物油、醋、白糖、牛奶、咖啡、绿茶等

注意穿衣保暖

为了保持温暖，我一年四季都非常注意穿衣。夏季时，我避免穿短袖、短裤，而是穿长袖、长裤；不使用空调降温，如果实在很热就使用电风扇，睡觉时会设定1小时自动关机，当然睡衣也是长袖、长裤。

冬季时，我会特别注意颈部保暖，我会穿高领衣服；外出时，我会披上外套，系上围巾；睡觉时，我会戴上亲肤保暖的围巾，脚脖子上也会卷上保暖围巾，手上戴副露手指的手套，全副武装后再钻进被子里。睡觉时手指、脚趾最好毫无束缚，因此我睡觉时不穿袜子（直到进被子前才脱下袜子）。另外，我还会在被子里放上暖水袋，将小腿肚放在暖水袋上面保暖。

也许大家会觉得我武装过度，确诊癌症前我一直体温偏低，现在我的体温为36.5~37.5℃，我想这多亏了这种服装作战以及其他对抗低体温策略。当体温在35℃左右时，癌细胞会变得非常活跃，因此癌症患者无论如何都必须让身体保持温暖。

自制温暖身体的生姜汤

生姜含有的姜辣素能促进血液循环，积极食用生姜，能将生姜拥有的特殊力量注入体内。我经常制作生姜汤，饮用后不久身体就会变得暖乎乎的。生姜汤最好使用暖身效果更好的干姜来制作。

❶ 将生姜清洗干净，连皮切成薄片，放在阳光下晒干，夏季晒4~5天，冬季晒7~10天，晒至干、脆状态就可以了。一次可以多晒一些，放入装有干燥剂的密封容器中保存，在烹制其他菜肴时也可以使用。
❷ 取干姜1~2克放入马克杯中，加入200~250毫升热白开水，根据口味加入枫糖浆，稍稍放凉后饮用，每天饮用1杯。

我们还可以把剁碎的生姜加入豆腐汤里，炖菜、炒菜时也能放入生姜。

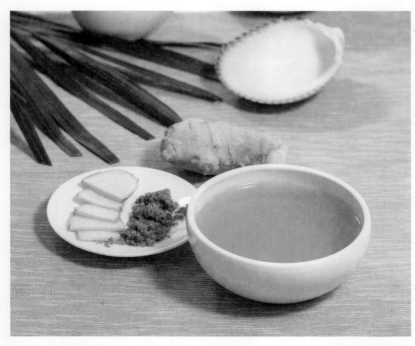

▲ 生姜是阳性食材，泡水或煮汤饮用都很方便，每天喝1杯生姜水，可帮助改善身体的低体温状态。

饮用柠檬水和小苏打水

自制的柠檬水和苏打水，不仅健康、美味，而且对健康十分有益。

饮用柠檬水

柠檬水对健康的益处	
消除疲劳	人从所吃的食物中获得能量，这个过程被称作 TCA 循环（三羧酸循环）机制。柠檬酸是 TCA 循环中心的催化剂，能帮助人体消除疲劳，促进钙吸收。而钙是激活人体自然治愈力、提高免疫力的重要物质。
排出毒素	柠檬水具有利尿作用，有助于净化身体，促进毒素排出体外。
控制体重	柠檬水中含有可溶性纤维素，可以增强饱腹感、控制食欲，防止过量饮食。
促进消化	柠檬水可以增加胃液的分泌，促进消化和排便，清理肠道。
改善血液循环	柠檬水中还含有维生素 P，可增强毛细血管的弹性，改善血液循环。

将柠檬片放入杯中，加适量温开水，浸泡几分钟就可以饮用了。柠檬水随时可以饮用，没有哪个时间段饮用特别有效的说法。每天饮用 1.5 升左右，不要一次性大量饮用，一天分几次饮用一次喝几口。柠檬水和维生素 C 一样，摄入后会通过尿液排出，对身体无副作用。

每天 1 杯柠檬水，是保持身体活力的秘诀。

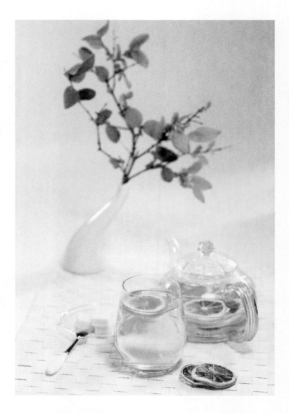

▲ 每天饮用柠檬水可以激发身体的活力，还能延缓细胞衰老。

饮用小苏打水

饮用小苏打水之前，你先要认真了解以下两点。

1. 小苏打与柠檬片一样，可以在超市、药店买到。不过，有一种小苏打是用于清洗的，千万不要买错了。"可食用"小苏打的价格也非常便宜。

② 小苏打水每天的饮用量有限制，成年人1天最多摄取5克。1杯
　（200毫升）水或者温水，加入小半勺（2.5克）小苏打，每天
　2次，餐前空腹饮用。

　我在饮用柠檬水时没有什么特别感觉，但饮用小苏打水后，胃部
会感觉非常畅快，这是因为小苏打水可以中和胃酸，但胃酸分泌过少的
人，不建议大量饮用。另外，小苏打水还能促进肾脏排出尿酸。

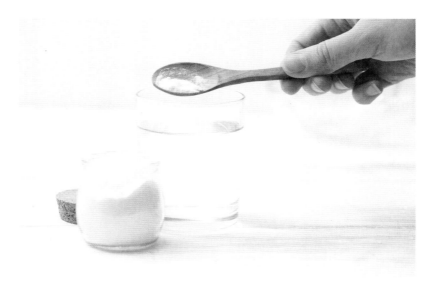

▲ 如果你以前没有饮用过小苏打水，那不妨试试看。如果你和我一样，
　饮用完小苏打水后感觉很舒服，那就将它纳入你的日常饮品吧。

"一日两餐"的饮食时间表

我不理解为什么要规定"一日三餐"？早上 7 点钟吃早饭，12 点吃中饭，傍晚 6 点吃晚饭。每隔五六个小时就要做饭、吃饭，烹调工作的辛苦不用说，需要消化吃下去的食物、吸收食物营养的身体想必也是非常辛苦的。

生病以后，我明白一件事，那就是吃饭也是需要消耗能量的。工作以后如果能好好休息，人就会重新焕发活力。肠胃也是如此，让肠胃有更多的时间休息，它才能更好地完成消化、吸收的工作。

"一日两餐"是我经过长时间的摸索得出的结论。实践"一日两餐"后，我的身体状况有所好转，体力、精力也得到增强。

我是如何安排我的饮食呢？我有这样一个日程表（日本比中国快 1 个小时）：早上不到 9 点起床，饮用白开水，不进食；中午 1 点左右吃午饭（开始摄入固体食物）；晚上 8 点左右进食第二餐，之后不再进食；晚上 12 点入睡。

一般我起床后不会马上进食，这是因为即便自己醒了，但身体细胞并没有全部苏醒。进食固体食物会促进胃酸分泌，一起床就让胃部开始活动还为时过早。起床后至所有细胞苏醒，需要 3~4 个小时。因此，我会等待一段时间再进食。

"六分饱" 更健康

通常人进食 800 克左右的食物后，肚子会感觉六分饱。一份法式料理的单人餐大概就是 800 克。食客经常会说鱼怎么这么小、肉怎么这么小，别忘了还有面包、汤品、沙拉和点心，再加上最后的咖啡，所有食物和饮品全部加在一起刚好能让食客产生饱腹感。如果肉块切得更大，比如 70~80 克，那么食客最后就只能对其他料理感叹"啊，已经饱了"。不过，摄入多少食物会产生饱腹感也因人而异。

我不否认饱腹感会让人感觉幸福，但如果总是吃得很饱，身体就会"发出抗议"。许多健康专家都提倡为了健康吃"八分饱"，我认为"七分饱"就行，如果可以的话"六分饱"是最理想的。生活中，我一直努力践行只吃六分饱，完全没有任何不舒服，反而觉得身体状况有所好转。

我认为，**消化吸收是需要能量的，减轻胃肠的工作负担，就能分配更多的能量用于强化细胞、补充免疫力、增强自愈力。**

偶尔试试断食也不错。但像我这种情况，一周只能断食一天。仅仅只是一天，也感觉身体被清理干净了，就像实践长寿饮食法时的感觉。身体的某些部位只要得到"重启"，就会产生能量。

吃完饭后我会以右侧卧的姿势躺一会儿。因为肝脏位于右腹部，右侧卧能让更多的血液流向肝脏。为了让肝脏中有更多的血液，我还会将头、脚稍微垫高，使身体呈一个大角度的"V"字形。肝脏承担着解毒、合成、储存糖原，以及分泌胆汁等许多重要的任务，因此必须保持肝脏强健。

　　一日两餐、六分饱、偶尔断食，虽然每天这样实践，但我的体重却比出院时增加了 2 千克。我嘀咕着："还能再长点吗？"我妻子说："你忘了你得了癌症吗？"但我能精力充沛地活着，不就证明这些方法起码对我来说是适用的吗？

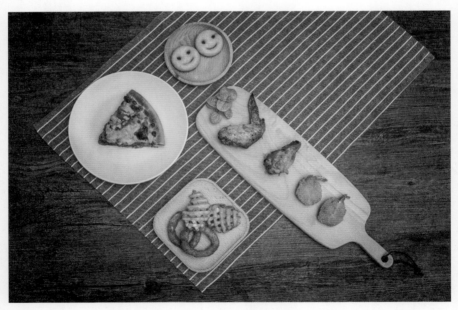

▲ 不要吃得过饱，不然肠胃负担大，反而会消耗身体的能量。

拒绝甜食的诱惑

有人认为疲劳时吃些甜食，头脑就会变得清醒，人会变得更有精神，真的是这样吗？维持大脑活动确实需要糖分，但食用甜食后血糖值迅速升高，导致胰岛素分泌活跃。如果持续分泌的胰岛素仍然无法追上上升的血糖值，胰岛素就会继续分泌，直至血糖值下降，这时大脑会产生奇怪的感觉——头脑变得清醒。但其实只是产生了这样一种错觉而已。

过度摄取糖分还容易引发脂肪肝。脂肪肝会引起肝脏和骨骼肌对胰岛素的抵抗，脾脏产生过多的胰岛素，血糖将变得难以控制，从而诱发以糖尿病为首的各种伤害脏器的疾病。另外，高糖分还会抢夺体内的维生素、矿物质和钙。

曾经酷爱甜食的我现在只想说："**甜食是癌细胞的养料。**"癌细胞非常喜欢高糖分的环境，目前非常流行的 PET 验癌方法就是利用这一原理。

PET 验癌方法是将葡萄糖注射进入体内，然后识别对此有反应的癌细胞。

　　我们每天食用的碳水化合物会在体内分解成糖，并供给身体各个组织器官。本来这样的糖就能维持身体正常的生命活动了，如果不是特别需要，就没必要再从外部摄取巧克力、糖果等多余的糖分较高的甜食。

　　巧克力、蛋糕、点心……这些食物都是高糖食品的重灾区，不能被它们的"甜美"所诱惑。癌症患者都应将甜食拒之门外，如今甜食已经完全从我的饮食中消失了，即便是现在还很健康的人，也需要控制砂糖的摄入。

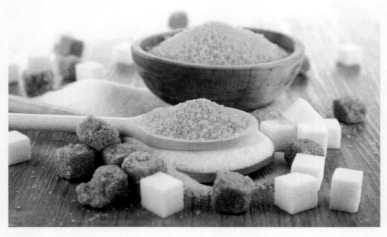

▲ 甜食除了美味外，对人体没有任何好处，过多食用反而会成为癌细胞的养料，癌症患者应学会拒绝甜食的诱惑。

主动深呼吸，
为身体摄入更多氧气

我们依靠呼吸系统不断吸入氧气，并由循环系统送至全身组织和细胞来维持生命。虽然我们每时每刻都进行着这么重要的工作，但一般情况下我们不会有意识地注意自己的呼吸。相反，人还会在许多情况下无意识地屏住呼吸，例如开车、打字、打电话、玩手机……

一次，妻子说："老公在做饭的时候，聚精会神地好像没有呼吸呢。"她的这句话，让我猛然意识到自己常常无意识地屏住呼吸。"聚精会神"用于形容埋头烹饪听起来是一种夸奖，但经常处于好像没有呼吸一样的浅呼吸状态，无论如何都对身体无益。

美国的安德鲁·威尔教授指出：浅短的呼吸方式不仅容易让大脑缺氧、感到疲惫，还与焦虑、压力、抑郁、心脑血管疾病等密切相关。另外，癌细胞非常喜欢缺氧的环境，想要预防癌症，平时最好主动摄入更多的氧气。

深呼吸能有效增加摄氧量，在日常生活中我会有意识地进行深呼吸。用鼻子深深地吸气，想象着氧气让全身充满力量，将气息沉入腹部深处或更深处，然后缓缓地吐气。在晚上睡觉前，躺在床上深呼吸5次，是我每天必做的事情。"当体内的氧气增多，癌细胞一定会变弱"，深呼吸时这样想着，我的心情也慢慢平静下来。

我每日必做的6件事

No. 1 保持身体温暖。

No. 2 饮用柠檬水和小苏打水。

No. 3 "一日两餐"的饮食时间表。

No. 4 "六分饱"更健康。

No. 5 拒绝甜食的诱惑。

No. 6 主动深呼吸，为身体摄入更多

氧气。

第6章

自己的病，
只有自己能治愈

哪怕医生说无法治愈了，
也不要就此放弃。
癌症已经发生了，就不要再懊悔不已，
从现在开始，
下定决心，自己的生命靠自己守护。
这样的决心非常重要！

癌细胞不是
我们的敌人

　　虽然我经常说与癌症斗争，但我并不憎恨癌细胞，因为这是我自己的细胞呀，我总不能与自己斗争吧。要是有人问："对你来说，癌细胞是一种怎样的存在呢？"我会回答："癌细胞是自己人，和我是一体的。"我并不是要和癌细胞套近乎，因为癌细胞确实是我自己不小心制造出来的。

　　患上癌症是我自己的责任，我没有理由怪罪癌细胞，它们也是我身体的一部分。因此，在与癌细胞共存的有生之年，我们必须一起努力地活下去，不过不能让它们再增多了。

　　我没有将癌细胞视作仇敌，而是在心中悄悄对它们说：有点抱歉，你们可能住得并不舒服，但是拜托了，请老老实实地待在这里吧。不过，如果你们想要增加同伴，我也不会让你们轻易得逞。

　　防止体温下降；不吃甜食；每天深呼吸……我所做的这些事情一定会让癌细胞们生活在一个对它们而言不太舒适的环境中。虽说做这些有益健康的事是为了消灭它们，但我并没有抱着憎恨、要将它们全部消灭的心态。

我想象着体内有一条界线将癌细胞围住，健康细胞与它们分区而治。它们的活动、生存区域就是那里，想过来这边也可以，但是到这边来大家都会没命，如果没关系的话那就来吧。换句话说，就是平等地对待癌细胞和健康细胞。癌细胞就像是来到我体内落脚的客人，如果强行驱除它们，或用暴力摧毁它们，那么癌细胞也会和你对抗，这样就会变成一场战争。我认为，**和癌症对抗是行不通的，因为对抗的敌人也是自己的一部分，全面开战只有死路一条**。或许正是因为有这样"离经叛道"的想法，身患晚期癌症的我才又多活了 14 年吧。

"邀请你的癌细胞，对饮一杯秋之酒"，这是罹患癌症的日本作家江国滋的名句。我感觉我和他的想法是一样的。

人体大约有 60 万亿个细胞，每天有 20% 的癌细胞会死亡，然后产生新的细胞，身体的各个细胞就这样不断进行代谢更新。不过，各个组织细胞新陈代谢的周期不同，比如皮肤细胞需要 4~5 周，胃黏膜细胞需要 5 天，肺表面细胞需要 2~3 周，肝细胞需要 5 个月……人作为一个整体，也以一定的周期进行更新。也就是说，即使罹患疾病，只要积极改善身体内环境，就有好转的机会。除了依靠外在的力量，比如药物、食物，也要重视身体本身的自愈力。我的实践告诉我，自己的病要靠自己来治愈！

我想如果真的有奇迹，能创造它的不是身体，而是"心"。

主动为自己的
癌症和身体负责

我认为自己与一般癌症患者的不同之处在于:

· 不会 100% 听从医生的安排。

· 不会依赖他人拯救我的生命。

· 想要依靠自己努力获得治愈的心情非常强烈。

我把我的主治医生当作很好的建议者。他毕业于医学专业,在工作中不断学习、积累经验,是癌症治疗方面的专家,给我提供了许多科学性建议。

在长时间的门诊、住院过程中,我认识到一个事实,那就是对于患者来说,医生是"老师"。"正如您说的那样""我会按照要求用药",患者通常都是低下头,畏畏缩缩地应答。其实,患者真正想要咨询的是,"医生,这样可以吗""用这种药能痊愈吗",但是却不好意思开口。

如果只是小病小伤,把医生视作"老师",也许这样做就可以了。但我患的是晚期癌症,仅仅按照医生所说的去做是无法解决问题的。

这可能听起来有些傲慢，但换个角度来看，仅仅听从医生的话是以"我把自己的生命托付给医生，交给他诊治"的心态来面对疾病。如果你不试图参与疾病的治疗，没有对治愈疾病的强烈渴望，吃再多的药也没有用，进行治疗的效果也不明显。

另外，沉默产生的压力还可能成为击倒你的关键因素。

因此，听该听的话，说该说的话，对自己的主治医生直言不讳是面对癌症最重要的事情。

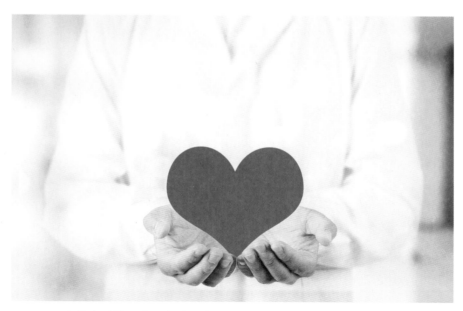

▲ 积极主动地配合医生进行治疗，抱有"努力活下去"的意愿，才能激发身体更多自愈力。

下定决心
自己守护自己的生命

14 年前，我被诊断为命不久矣、危险万分的晚期癌症。"等等！诊断是不是错了？"我并不是怀疑医院和医生的能力，我疑惑的是"剩下多少寿命"到底是怎样判断的？

经过查询，我了解到医生判断癌症患者剩余寿命长短的标准并不是相同阶段所有癌症患者到最终死亡时存活了多久的平均值，而是用"中位生存期"判断。

> **小小知识点**
>
> "中位生存期"表示只有 50% 的患者能存活过这个时间。

"中位生存期"是说，患者剩余多少寿命并不表示接下来还能存活多长时间，而是表示有 50% 的患者能存活过这个时间。因此，**哪怕医生说无法治愈，剩余寿命很短也不要就此放弃**，至少还有我这个特例呢。癌症已经发生了，就不要再懊悔不已。从现在开始，下定决心，自己的生命依靠自己守护。这样的决心非常重要。

耐心和努力
是与癌症斗争的秘诀

即使坚信可以用饮食调理癌症，但想要完美地实践各种各样的计划也不是件容易的事。就算执行计划并不困难，我们身边也充满了促使癌细胞增殖的毒素：汽车尾气、紫外线、PM$_{2.5}$、二噁英、电磁波、蓝光、二手烟、人工合成食品添加剂、农药、洗洁精……因此，我对自己说："如果不可能将−100变成0，那至少变成−80、−70。"这样的想法能给自己极大的信心。

我不是以一次性全部解决"负数问题"为目标，而是努力针对"负数问题"一点点改善。如果抱有这样的想法，我想会更有动力阻止病情恶化。

与癌症持久抗争，除了要耐心地一点点改善问题，还要坚持。

我身患晚期癌症却又多活了14年，有许多癌症朋友来找我咨询。曾经一位患有乳腺癌的女性来找我，我得知她饮食生活不规律，建议她先将糙米饭作为主食。她接受了我的建议，说："嗯，马上就这样做。"之后没多久，她向我反馈："食用糙米后，长出了很多肿块，就没有再吃了，糙米好像不太适合我。"

虽然当时我附和地说："那就没办法了"，但其实我心情很复杂。长出的肿块说不定是好转的征兆，是体内的毒素试图排出体外的表现。当然，我不是医生，不知道这样的猜想是否正确。不过，仅仅尝试一周就放弃，这也太快了。如果再坚持一下，也许会出现其他的结果呢，我觉得很遗憾。

要知道，我们的对手是癌症，短跑是没有胜算的。从长远来看，**耐心和努力，才是与癌症斗争的秘诀**。我并不确定自己最终能跑到哪里，一想到还有这些癌细胞会与我一起在这漫长的道路上同行，我便感慨万分。

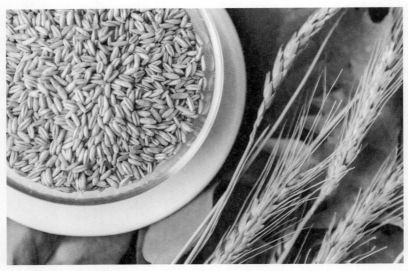

▲ 不要轻言放弃，坚持食用健康的食物，一点点改善身体状况。

第7章

增强身体抗癌力
的食谱

我相信，
人如果正确饮食就能增强免疫力，
提高自然治愈力，
因此我尝试食用各种食物。
选用健康的调料和食材，
精心搭配和烹制，
就能增强免疫力。

防癌又营养的主食

五谷饭

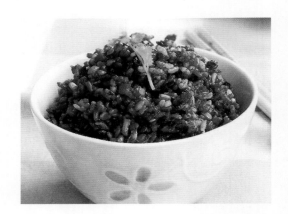

食材：

- 红豆50克
- 黑豆50克
- 薏苡仁50克
- 紫米50克
- 大米100克

步骤：

1. 将红豆、黑豆洗净，用水浸泡8小时（可提前一晚浸泡）。
2. 泡好后，将豆子放入锅中煮至八九分熟。
3. 将薏苡仁、紫米和大米淘洗干净，放入电饭煲中，倒入煮好的豆子和煮豆子的水焖熟即可。

菜单要点

可以按照自己的喜好来选用谷物，还可以加入一些糙米。

菜单效用

五谷杂粮能给你的身体提供更丰富、更全面的营养。五谷饭富含膳食纤维和微量元素，制作起来也不费事，可以作为每天的主食。

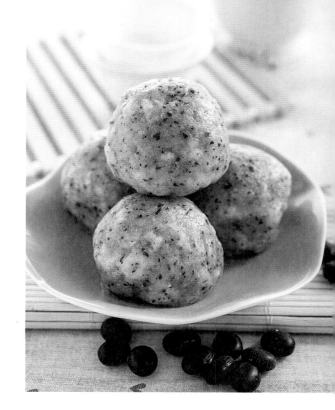

黑豆渣馒头

食材：

- 黑豆渣100克
- 面粉300克
- 玉米面40克
- 酵母适量
- 白糖适量

步骤：

① 将黑豆渣、面粉、玉米面、白糖和酵母混合在一起，加入温水和成面团。

② 将面团放入空盆中，盖上盖子，置于温度较高的地方发酵，直至面团内部呈蜂窝状。

③ 取出面团，在案板上揉成圆柱状，用刀切成小块，然后揉成馒头；将馒头盖上屉布，放置10分钟。

④ 将馒头放在盖好屉布的蒸屉上，中火蒸20分钟后即熟。

菜单要点

发酵好的面团要揉搓光滑，让面团更好地排气。馒头蒸好后不要立马打开锅盖，以免馒头回缩。

菜单效用

将榨豆浆剩下的黑豆渣做成馒头，口感更富有层次，营养也更丰富，常吃黑豆还能延缓衰老。

荠菜肉馄饨

食材：

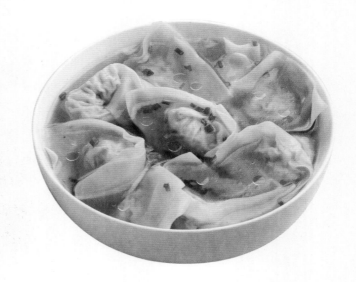

- 猪肉馅350克
- 馄饨皮1000克
- 荠菜350克
- 橄榄油1茶匙
- 鲜酱油2汤匙
- 葱花3克
- 鸡蛋丝适量
- 鸡蛋1个
- 料酒25毫升
- 蚝油2汤匙
- 盐4克

步骤：

① 荠菜洗净，去根，焯水后过凉，挤干水分，切成碎末。
② 猪肉馅里加入盐、料酒，打入鸡蛋，分多次加入清水搅拌均匀。
③ 加入蚝油，按顺时针方向搅拌至有黏性，倒入荠菜搅拌均匀。
④ 取馄饨皮包入馅料，放入沸水锅中煮熟。
⑤ 碗中放入鸡蛋丝、葱花，淋入鲜酱油和橄榄油，将馄饨和汤汁盛入碗中。

菜单要点

　　荠菜本身味道鲜美，所以馅料中不用加过多的调味料。还可以用鸡汤或骨头汤来煮馄饨，滋味更香浓。

菜单效用

　　荠菜营养丰富，是抗癌的优秀食材。荠菜富含的膳食纤维，能促进机体消化，清洁肠道。

荞麦面条

食材:

- 荞麦粉150克
- 高筋面粉150克
- 鸡蛋1个
- 红尖椒2个
- 黄瓜少许
- 食盐适量
- 生抽2茶匙
- 米醋2汤匙
- 橄榄油1汤匙
- 辣椒油1小勺

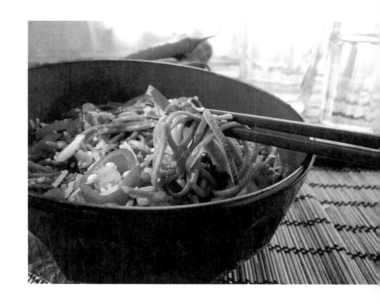

步骤:

❶ 将3克盐加入水中搅匀，再打入1个鸡蛋，倒入混合好的高筋面粉和荞麦粉中，揉匀，加盖醒20分钟。

❷ 将面团擀成片，用面条机压成面条。

❸ 红尖椒洗净，切段；黄瓜洗净，切丝；将生抽、米醋、橄榄油、辣椒油混合制成调味汁。

❹ 锅中加水煮沸，放入面条，煮熟后捞出过凉水。

❺ 在面条中放入红椒段和黄瓜丝，淋上调味汁即可食用。

菜单要点

制作面团时，加盐和鸡蛋是为了让面条更筋道，如果想要再筋道一些，和面时就不用加水，直接用鸡蛋和面。

菜单效用

与其他谷物相比，荞麦的营养价值毫不逊色。荞麦富含其他谷物少有的赖氨酸，还含有丰富的膳食纤维及铁、锰、锌等矿物质。

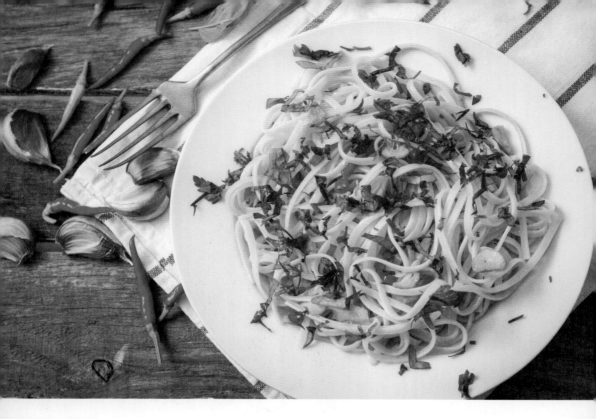

香辣意大利面

食材:

- 意大利面100克
- 朝天椒2个
- 鳀鱼少许
- 大蒜适量
- 欧芹碎适量
- 天然盐少许
- 白胡椒少许
- 万能调味料少许
- 橄榄油适量

步骤:

1. 将意大利面放入沸水中煮至筋道（约2分钟），捞出沥水。
2. 在平底锅中放入橄榄油、大蒜、朝天椒翻炒至大蒜稍稍变色。
3. 将煮意大利面的汤汁倒入锅中，放入鳀鱼。
4. 加盐、白胡椒、自制调味料调味。
5. 将沥水后的意大利面倒入锅中，最后放入欧芹碎。

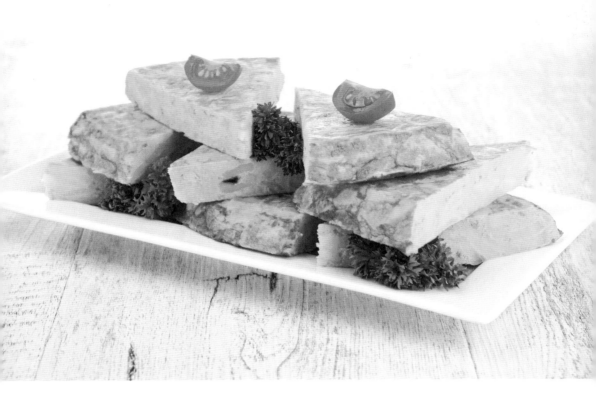

西班牙风味蛋饼

食材:

- 土豆2~3个
- 洋葱1个
- 培根1片
- 天然盐少许
- 白胡椒少许
- 橄榄油适量

步骤:

① 土豆洗净,削皮,切成5毫米厚的片状;培根切粒。

② 洋葱去皮洗净,对着纤维以直角入刀切成1厘米的薄片。

③ 平底锅中倒入橄榄油(适当多一些)烧热,放入土豆翻炒。

④ 加入洋葱、培根继续翻炒。

⑤ 将鸡蛋打入碗中搅拌均匀,将炒好的蔬菜加天然盐、白胡椒调味,盛入碗中,再倒入平底锅中混合均匀。

⑥ 改小火,盖上锅盖,煎至蛋饼呈焦黄色后翻面。

⑦ 待另一面也变色后即可盛入盘中。

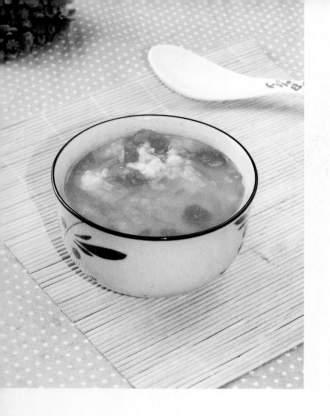

防癌又营养的粥

胡萝卜芹菜粥

食材:

- 大米125克
- 胡萝卜80克
- 芹菜80克
- 番茄1个
- 橄榄油适量
- 盐适量
- 芝麻油适量

步骤:

① 胡萝卜去皮切小粒;芹菜切小粒。
② 番茄去皮去籽,切小丁。
③ 大米加水倒入锅中,煮成稠度适中的粥(约40分钟)。
④ 加入芹菜、胡萝卜和番茄,搅拌均匀,煮2分钟。
⑤ 加盐调味,再淋入适量芝麻油就可以了。

菜单要点

　　不要过早将蔬菜放入粥中,不然会破坏其营养成分。如果喜欢清淡口味,可以不用加盐,直接吃也很美味。

菜单效用

　　胡萝卜和芹菜都是富含维生素和膳食纤维的蔬菜,它们有很好的抗氧化性,能帮助人体减少自由基。

姜汁菠菜粥

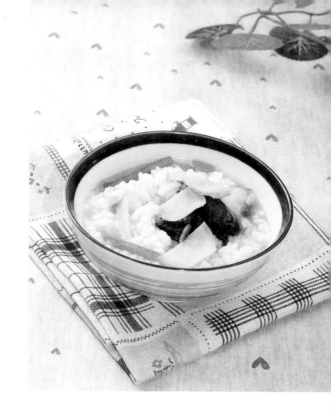

食材:

- 大米100克
- 菠菜6颗
- 生姜适量

步骤:

① 菠菜洗净,切成6厘米长的段。
② 生姜洗净,切成姜末。
③ 大米洗净,加水放入锅中煮至稠度适中(约40分钟)。
④ 加入菠菜、姜末,搅拌均匀再煮2分钟。

菜单要点

　　生姜不要去皮,完整食用才能发挥生姜的功效。将姜切得碎一点,食用起来口感比较好。

菜单效用

　　菠菜茎叶柔软滑嫩、味美色鲜,含有丰富的维生素 C、胡萝卜素、蛋白质,以及铁、钙、磷等矿物质。粥中适量加点生姜,还能温暖身体。

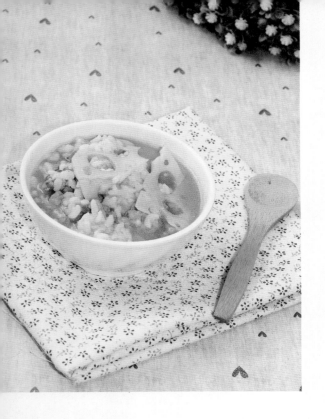

莲藕肉末粥

食材:

- 莲藕1/2个
- 瘦肉150克
- 大米150克
- 花生油适量
- 盐适量
- 姜末适量
- 生粉适量

步骤:

❶ 莲藕洗净，切成小块。

❷ 瘦肉洗净，切末，加入姜末、生粉、盐搅拌均匀，腌渍10分钟。

❸ 大米洗净，倒入锅中熬煮。

❹ 粥煲开，倒入莲藕块煮熟 (约30分钟)。

❺ 加入肉末煮熟，淋上少许花生油即可。

菜单要点

　　煮这款粥时不要用铁锅，不然莲藕容易变黑。粥煮开后改成小火，要经常搅拌，这样熬出来的粥才黏稠好吃。

菜单效用

　　瘦肉是非常不错的滋补食物，能改善虚弱、乏力等状况，增加癌症患者的体力。莲藕可以中和瘦肉的油腻感，让人更有食欲。

羊肉萝卜粥

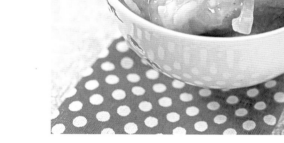

食材：

- 羊肉（瘦）500克
- 陈皮5克
- 白萝卜100克
- 高粱米150克
- 羊肉汤1500毫升
- 大葱5克
- 姜5克
- 黄酒10克
- 五香粉10克
- 香油25克
- 盐适量

步骤：

① 陈皮洗净，切成末；葱、姜洗净切末。
② 羊肉洗净，切成薄片，放入锅中。
③ 加入羊肉汤、黄酒、五香粉、陈皮末，煮至羊肉碎烂。
④ 再加入淘洗干净的高粱米和切成细丁的白萝卜，一同煮成稀粥。
⑤ 最后加入盐、葱、姜末、香油调味即成。

菜单要点

　　羊肉尽量切得薄一点，这样更易熟，并且膻味较淡。

菜单效用

　　秋冬季节，白萝卜是餐桌上的常客。它不仅含有丰富的维生素，还有分解致癌物亚硝胺的作用，常吃能增强身体的抗癌力，搭配滋补的羊肉，更能温暖身体。

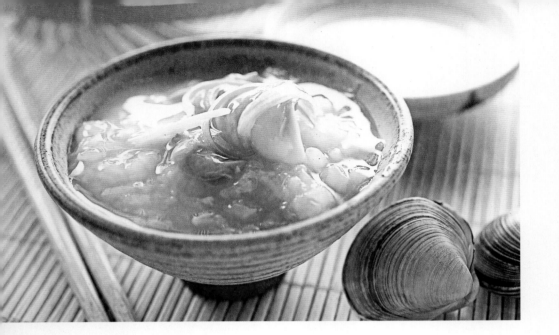

鱿鱼蛤蜊粥

食材：

- 粳米100克
- 蛤蜊150克
- 鱿鱼115克
- 大葱5克
- 姜5克
- 盐3克

步骤：

① 鱿鱼洗净，切片。
② 蛤蜊取肉洗净，放入热水中稍烫一下，用刀背敲碎。
③ 粳米洗净泡好，放入锅中，加入约1000毫升冷水，用大火煮沸。
④ 再将鱿鱼片、蛤蜊及大葱、姜、盐放入锅中，略煮几分钟，至鱿鱼肉烂即可。

菜单要点

　　切鱿鱼时，要划花刀，这样更容易入味。

菜单效用

　　鱿鱼和蛤蜊肉能提供增强体力的蛋白质，还含有多种矿物质。将二者煮粥食用易于消化、吸收，能够减轻肠胃的负担。

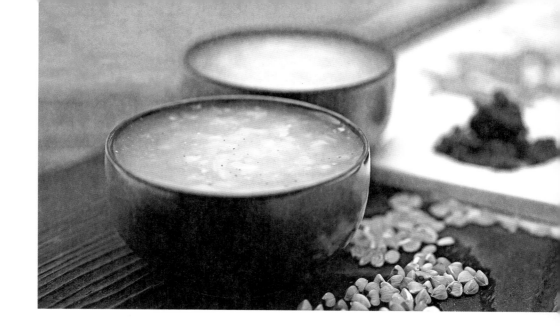

糙米荞麦米糊

食材:

· 糙米50克　　· 荞麦25克　　· 熟花生10克　　· 红糖适量

步骤:

① 荞麦、糙米洗净,用清水浸泡约2小时;将花生切碎。
② 将上述食材倒入豆浆机中,加水至上下水位之间,开始煮。
③ 待豆浆机提示米糊做好后,加入红糖搅拌均匀即可食用。

菜单要点

　　提前将荞麦和糙米浸泡一下,米糊更容易煮熟。

菜单效用

　　糙米含有胚芽,富含维生素、矿物质与膳食纤维,能加速新陈代谢和血液循环,与荞麦搭配,更能增强抗癌力。

防癌又营养的素菜

腌蒜

食材:

- 新鲜大蒜400克
- 醋200克
- 红糖150克
- 盐10克

步骤:

① 将新鲜大蒜剥皮，去根部，只剩蒜瓣。
② 把剥好的蒜瓣用清水泡10分钟，捞出晾干，放入密封的罐子中。
③ 锅中加适量水煮沸，放入醋、红糖和盐煮沸，制成料汁。
④ 料汁冷却后倒入蒜瓣中（淹没蒜瓣），密封15天左右就可以食用了。

菜单要点

　　不少朋友喜欢用白糖腌蒜，这样虽然味道较好，但吃多了白糖却会给身体带来负担。不喜欢吃糖的朋友，还可以试试不加红糖。

菜单效用

　　大蒜的杀菌效果是非常不错的。它还可以提高人体免疫力。醋泡的方式，能够减轻大蒜对肠胃的刺激。

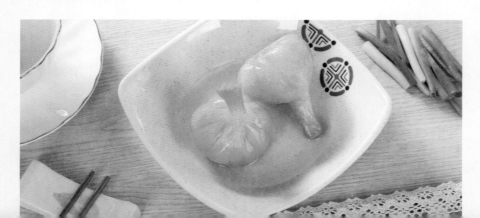

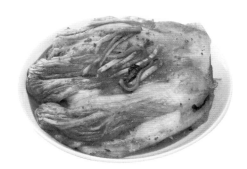

泡菜

食材：

- 白菜2棵
- 白萝卜1/2个
- 虾皮1把
- 韭菜1小把
- 苹果1个
- 梨1个
- 糯米粉50克
- 食盐适量
- 姜5片
- 蒜头2个
- 辣椒面150克
- 鱼露1小碗
- 冰糖适量

步骤：

❶ 白菜洗净，从根部竖切成4瓣，均匀地抹上一层盐，腌制8小时至白菜变软，倒去腌出的水，洗净白菜多余的盐分，挤干水分。

❷ 将苹果、梨切成碎末；白萝卜刨成丝；蒜、姜切碎末，韭菜洗净切成段，虾皮剁碎。

❸ 将鱼露倒入辣椒面中，加入切碎的苹果、梨、姜蒜末、白萝卜丝、韭菜、虾皮碎、冰糖、盐拌匀，制成辣椒酱。

❹ 糯米粉中加入450克清水搅匀，小火煮成糨糊状，倒入辣椒酱中，搅拌均匀。

❺ 戴上手套，将白菜均匀地抹上辣椒酱，向根部方向卷起，放入干净的容器中。

❻ 室温发酵1天，放入冰箱冷藏发酵5~7天即可食用。

菜单要点

韭菜可以加速辣白菜的发酵，并可起到增香的作用。这里使用糯米粉糊也是有讲究的，可以使发酵出来的味道更好。

菜单效用

泡菜是健康的发酵食品，不仅可以保留蔬菜中的营养成分，发酵后还会产生一些对肠道有益的菌群，可帮助改善肠道环境。

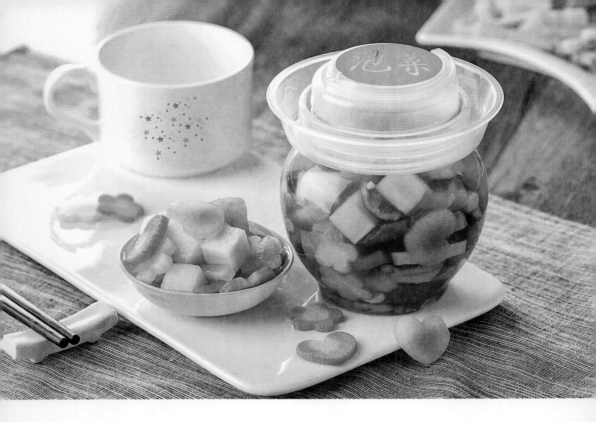

西式泡菜

食材：

- 黄瓜、胡萝卜、洋葱各适量
- 朝天椒2个
- 大蒜1片
- 醋250~300克
- 水250毫升
- 枫糖浆50毫升
- 天然盐10~15克
- 黑胡椒30粒
- 月桂叶1/2片

步骤：

❶ 将黄瓜、胡萝卜、朝天椒分别洗净，黄瓜用厨房纸巾擦干，切条；朝天椒去籽。

❷ 胡萝卜切条，焯水，捞出沥干。

❸ 将黑胡椒放入锅中小火微炒，加入大蒜、醋、水、枫糖浆、天然盐、月桂叶煮制。

※ 黑胡椒干炒，能释放出香味。

❹ 放凉后，倒入密封罐中，放入黄瓜、胡萝卜、朝天椒（或其他你喜欢的蔬菜）腌制。

❺ 3天后即可食用。

※ 腌制的时间越久，味道越醇厚、温和。

※ 腌泡菜的汁液不要反复使用。推荐用泡菜汁搭配沙拉酱，作为沙拉调料使用。

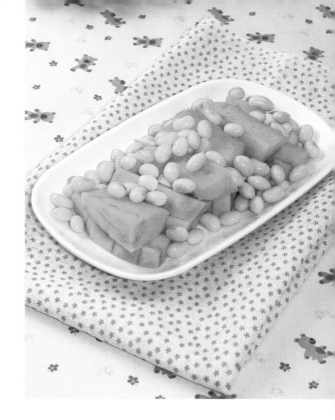

黄豆蒸南瓜

食材：

· 黄豆20克
· 南瓜50克
· 盐 5克

步骤：

① 黄豆用水浸泡一晚上，捞出冲洗干净。
② 南瓜去皮去瓤，切小块。
③ 黄豆上撒盐，搅拌均匀，将黄豆、南瓜摆盘。
④ 将黄豆、南瓜放入蒸锅，大火蒸10分钟。

菜单要点

这道菜熟可加黄豆酱、酱油等调味料调味。建议癌症患者少用或不用含糖调料调味。

菜单效用

这道菜很开胃，黄豆能为身体提供优质的植物性蛋白质；南瓜含有非常丰富的胡萝卜素，以及维生素 C、维生素 E、膳食纤维等营养成分，能帮助人体排出有害物质，提高免疫力。

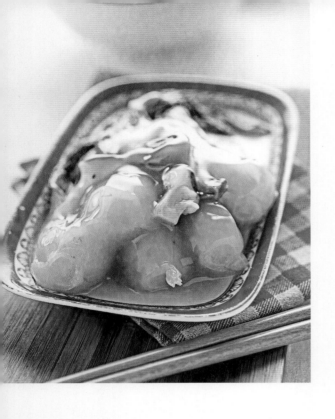

香菇油菜

食材：

- 油菜4棵
- 香菇6朵
- 盐适量
- 生抽适量
- 淀粉适量
- 橄榄油适量

步骤：

1. 油菜择洗干净，对半剖开。
2. 香菇用温水泡发，去蒂，挤干水分，划十字刀。
3. 用适量泡香菇的水调入淀粉，搅拌均匀，制成芡水。
4. 锅中加水烧开后加点盐，分别放入油菜和香菇焯熟，摆盘。
5. 锅里倒入油，烧热后倒入芡水熬至黏稠，浇在油菜和香菇上即可。

菜单要点

油菜切开后再洗，这样能彻底清洗干净。焯水时，油菜容易熟，可以先放入香菇。

菜单效用

油菜中所含的植物激素，能增加酶的活性，对进入人体内的致癌物质有吸附 - 排斥作用；香菇和油菜还能帮助通便，促进肠道排毒。

芹菜炒黄豆

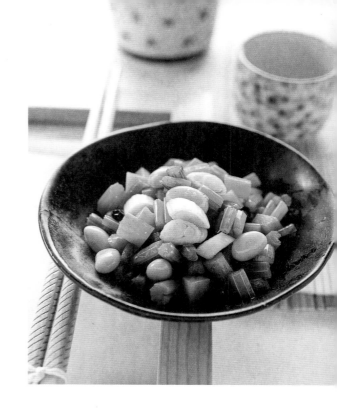

食材：

- 黄豆150克
- 芹菜1把
- 胡萝卜20克
- 油适量
- 盐适量
- 姜末适量
- 蒜末适量

步骤：

1. 黄豆洗净，提前用温水浸泡一夜，将发好的黄豆倒入开水里煮10分钟，捞出。
2. 芹菜择洗干净，切成小段；胡萝卜洗净，去皮切成丁。
3. 炒锅烧热，倒油，爆香姜末、蒜末，依次放入胡萝卜、芹菜、煮熟的黄豆，翻炒2分钟。
4. 加适量盐即可起锅。

菜单要点

黄豆一定要事先泡发，这样煮起来更省时，炒的时候更易入味。

菜单效用

相比豆浆，完整地食用黄豆能更好地摄取其中的营养。黄豆与芹菜也是很好的搭配，能加速身体的代谢和排毒，增强免疫力。

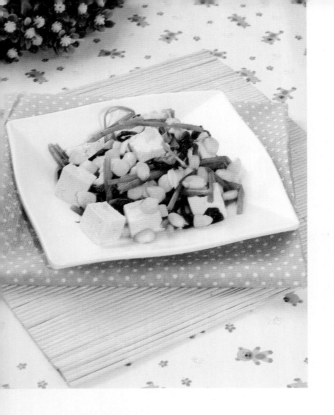

玉米香炒空心菜

食材：

- 空心菜梗200克
- 甜玉米粒50克
- 豆腐50克
- 盐适量

步骤：

1. 将空心菜梗洗净，切段。
2. 玉米粒洗净，豆腐洗净、切块，将豆腐和玉米分别焯水。
3. 炒锅烧热，倒油，先放入空心菜梗翻炒至断生。
4. 倒入玉米粒翻炒，快熟时放入豆腐，加盐调味即可。

菜单要点

如果是整根的玉米，可以先掰成粒再炒。

菜单效用

空心菜含有丰富的维生素和膳食纤维，可以缓解疲劳，促进消化，提高免疫力。此外，空心菜还含有具有抗癌作用的莱菔硫烷，对癌症患者有益。

虾仁油菜

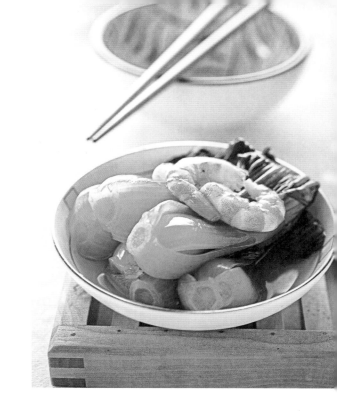

食材：

- 油菜300克
- 虾仁200克
- 植物油20克
- 淀粉10克
- 酱油10克
- 盐5克　　　· 料酒6克
- 大葱3克　　· 姜3克

步骤：

1. 虾仁洗净，用料酒、酱油和淀粉拌匀。
2. 油菜洗净，切成寸段。
3. 锅中倒入油烧热，放入虾仁煸炒几下出锅。
4. 锅中再次倒入油，煸炒油菜至半熟，加入葱、姜、盐，倒入虾仁，大火快炒即可出锅。

菜单要点

　　新鲜的油菜洗净后宜立即用大火烹调，这样既可以保持鲜脆的口感，又能避免营养成分遭到破坏。

菜单效用

　　油菜对致癌物质有吸附 - 排斥作用。虾仁中宝贵的硒元素，对癌症也有一定的预防和治疗作用。

花生仁菠菜

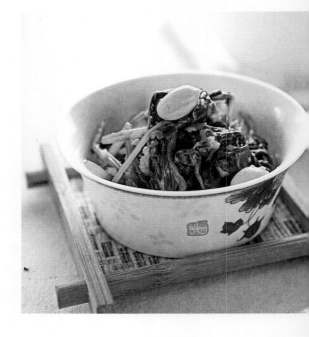

食材：

- 嫩菠菜300克
- 花生仁50克
- 花生酱2汤匙
- 盐1/2茶匙
- 香油1/2茶匙
- 酱油3汤匙

步骤：

① 菠菜择洗干净，放入滚水中汆烫后捞出，用清水过凉，沥干水分后切成4厘米长的段。

② 炒锅入油，以小火烧至五成热，放入花生仁炸至八成熟，关火后利用余温将花生煨至全熟后捞出冷却。

③ 用2汤匙水将花生酱稀释，放入盐、香油、酱油搅拌均匀。

④ 将菠菜段和炸熟的花生仁放入盘中，淋上酱汁即可。

菜单要点

一定要用冷油、小火炸花生仁，其间要多翻动，以免炸焦。

菜单效用

蔬菜类食材采取凉拌的烹调方式营养损失最小。菠菜含有丰富的营养素，具有抗氧化、提高人体免疫力等作用。花生仁富含蛋白质，可以帮你恢复精神和体力。

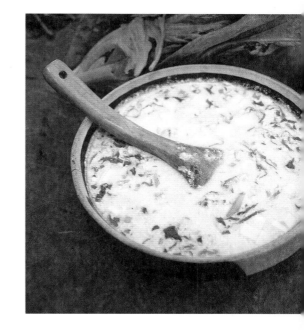

米汤青菜豆腐

食材:

- 菜心100克
- 米汤50克
- 内酯豆腐1块
- 盐适量

步骤:

① 内酯豆腐切小块。

② 菜心清洗干净,切碎,放入开水焯30秒,捞出控水,过凉水,让菜心更加翠绿。

③ 锅内加入清水,将米汤过筛倒入锅中,加盐调味,搅拌均匀。

④ 锅内米汤烧开后,放入豆腐块、菜心碎,搅拌略煮即可。

菜单要点

大家也可先在砂锅中倒入植物油烧热,加点盐,再倒入米汤,这样做出来的菜,味道更香。

菜单效用

豆腐与青菜是非常健康的搭配,既能帮助身体排毒,又能为身体提供有益的蛋白质和维生素。

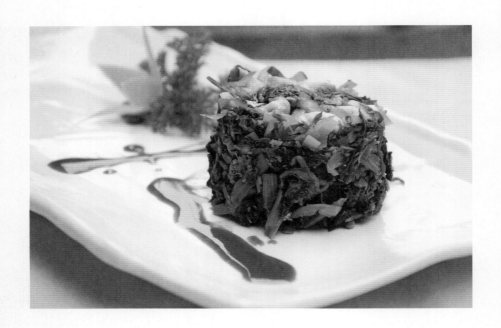

腰果菜塔

食材：

- 菠菜1把
- 腰果10粒
- 生抽30克
- 米醋50克
- 蒜适量
- 盐适量

步骤：

① 菠菜择洗干净，先将菠菜梗放入沸水中焯10秒，再放入菠菜叶焯10秒，捞出过凉，沥水后切段。

② 大蒜拍扁剁碎，腰果用刀面压成碎粒。

③ 将菠菜段倒入大碗中，倒入蒜末和腰果粒，淋入生抽、米醋，撒上盐搅拌均匀。

菜单要点

焯菠菜时，在水中加入少许盐，淋入少许植物油，能使菠菜保持翠绿。

菜单效用

菠菜中含有大量的植物纤维，能帮助身体排毒。它还含有丰富的胡萝卜素，胡萝卜素在人体内转变为维生素 A 后，可以增强身体的抗病能力。腰果也是能量很高的坚果，可提高人体的自愈力。

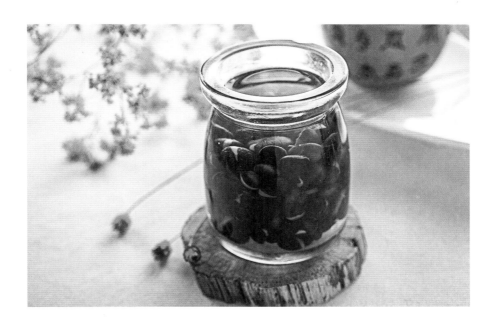

醋泡黑豆

食材：

· 黑豆200克　　· 醋适量

步骤：

① 把黑豆放入水中洗干净。

② 将黑豆放入平底锅中用中火炒，炒到豆皮开裂，听到"啪啪"的声音，散发出豆香味后，再用小火炒5分钟出锅。

③ 将黑豆晾凉后，放入容器中，倒入2倍容积的醋，盖上盖子密封，一周后就可以吃了。

菜单要点

如果喜欢酸甜口味，可以在食用时淋上一点蜂蜜。每次吃5粒就可以了，食用过多反而会给肠胃带来负担。

菜单效用

黑豆中含具有抗氧化作用的花青素，能帮助清除体内的自由基和活性氧。

139

法式风味的炖菜

食材:

- 洋葱1/2个
- 茄子2根
- 西葫芦1根
- 甜椒2个
- 红黄柿子椒各1/2个
- 番茄3个
- 蘑菇10个
- 香菇5个
- 蒜末适量
- 月桂叶1/2片
- 罗勒叶少许
- 白葡萄酒少许
- 橄榄油少许
- 天然盐少许
- 白胡椒少许

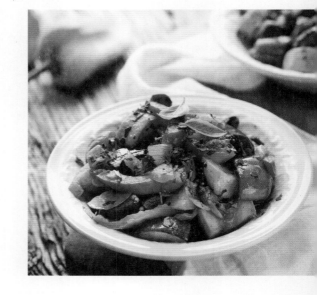

步骤:

① 将番茄洗净,放入沸水中烫一下,切块。

② 将其余蔬菜洗净,切成块状。

③ 在锅中倒入橄榄油,放入蒜末炒香。

④ 放入茄子、洋葱、西葫芦略微翻炒,加入柿子椒、甜椒、蘑菇、香菇、月桂叶和罗勒叶翻炒均匀。

⑤ 加入适量白葡萄酒,倒入番茄熬煮。

⑥ 快熟时,加入盐、白胡椒调味。

防癌又营养的肉菜

土豆烧牛肉

食材：

- 牛肉350克
- 土豆250克
- 洋葱100克
- 青椒100克
- 料酒15克
- 盐5克
- 辛香料8克

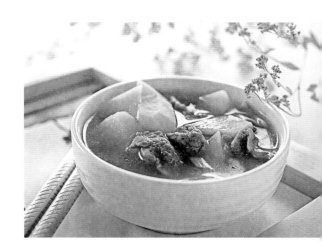

步骤：

❶ 牛肉切丁，焯水，放入锅中炖至软烂。

❷ 土豆切丁，洋葱、青椒切片。

❸ 起油锅，下洋葱炒出香味，再放入土豆、青椒翻炒3分钟左右。

❹ 放入炖好的牛肉，加入炖牛肉的汤，用大火炖。

❺ 大概20分钟后（只要土豆软烂就可以了）加入料酒、辛香料，再炖5分钟，最后撒上盐调味就可以了。

菜单要点

辛香料可以用第4章提到的，用10来种辛香料（莳萝、姜黄、香菜、肉桂、小豆蔻、公丁香、辣椒粉、肉豆蔻、咖喱粉、大蒜、干姜、月桂叶等）搭配而成的咖喱调料。

菜单效用

牛肉是非常适合人食用的肉，牛肉的氨基酸比例与人体的氨基酸比例基本一致，而脂肪含量却不高，对提高人体免疫力很有帮助。

羊肉炖土豆

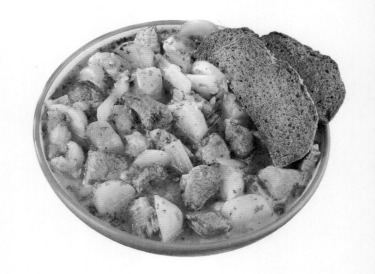

食材：

- 羊肉300克
- 土豆100克
- 孜然粉1小勺
- 料酒2大勺
- 生抽2大勺
- 葱姜蒜各适量
- 天然盐适量
- 白胡椒适量

步骤：

① 将羊肉切块，泡出血水；土豆切滚刀块。

② 锅中加少量油，放入葱姜蒜炒香。

③ 加入沥过水的羊肉，炒至肉熟，中间加入孜然粉、料酒、生抽，再加盐调味。

④ 待肉炒香后，加入土豆，再加水没过土豆。

⑤ 水烧开后加入白胡椒，转中火烧30~45分钟后，大火收汁即可。

菜单要点

　　如果不喜欢羊肉的膻味，可以将羊肉焯水。土豆块宜切得大一点，不然容易炖烂。

菜单效用

　　这道菜特别适合在秋冬季节烹饪，羊肉可以清除体内寒气，和土豆一起炖煮非常美味，并且土豆能增强肠胃功能，使营养更容易被人体吸收。

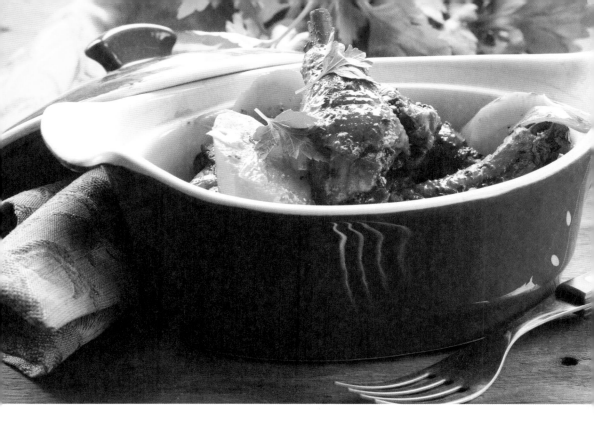

红酒煮鸡腿肉

食材：

- 鸡腿肉2片
- 大蒜1瓣
- 番茄2个
- 小洋葱6~8个
- 胡萝卜1/2根
- 红葡萄酒180毫升
- 全麦粉少许
- 龙蒿少许
- 月桂叶1/2片
- 天然盐少许
- 胡椒少许

步骤：

1. 胡萝卜洗净，去皮切块；番茄洗净，烫水后去皮，切块。
2. 将大蒜、小洋葱、胡萝卜倒入锅中翻炒，加入番茄煮出汤汁。
3. 将鸡腿肉分别切成3等份，抹上盐、胡椒，涂满全麦粉，放入平底锅中烧至入味。
4. 将鸡腿肉倒入炖煮蔬菜的锅中炖煮，加入红葡萄酒。
5. 肉变软后，收汁，加入龙蒿、月桂叶、天然盐、胡椒调味。

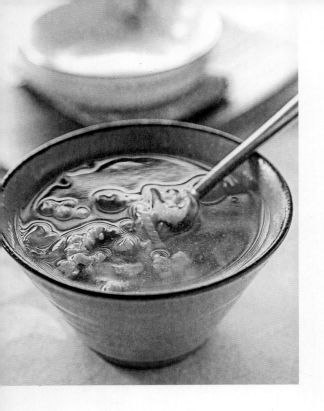

紫菜肉末羹

食材：

- 紫菜10克
- 猪瘦肉50克
- 清汤300克
- 葱末5克
- 姜末10克
- 湿淀粉20克
- 香油适量
- 醋适量
- 天然盐适量

步骤：

① 紫菜放入盛清水的容器中，浸渍回软，漂洗去杂质，捞出控水。
② 猪瘦肉剁成肉糜，加清水、盐搅匀。
③ 锅中加入清汤、盐和搅匀的肉糜。
④ 烧至八成开时加入紫菜，用湿淀粉勾芡，加葱姜末、醋，淋上香油即成。

菜单要点

不需要过早加入紫菜，因为过早加入会损失紫菜中的营养，而且煮出来的口感也不好。

菜单效用

紫菜中含有抗癌营养成分，所含的多糖还可以增强人体的免疫功能。配上蛋白质丰富的猪肉更营养，味道也更鲜美。

清炖鲫鱼

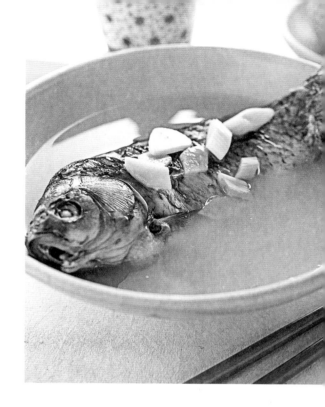

食材：

- 鲫鱼500克
- 白萝卜50克
- 水发香菇50克
- 冬笋25克
- 熟火腿25克
- 葱适量
- 姜适量
- 绍酒适量
- 猪油适量
- 鸡汤适量
- 天然盐各适量

步骤：

1. 把鲫鱼收拾好，洗净后沥干，用刀在鱼两侧划细纹，用绍酒及少许盐将鱼腌一会儿。
2. 把葱切成段，姜切片，香菇、火腿、冬笋、白萝卜均切片。
3. 将鲫鱼放在汤盆中，放入香菇、笋片、火腿片、白萝卜、猪油、葱、姜，加入鸡汤，炖至鱼熟即可。

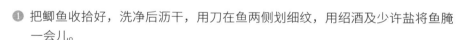

菜单要点

如果想要奶白色的汤，可以将鱼煎香煎熟后再放入鸡汤中炖煮。

菜单效用

鲫鱼和白萝卜是经典组合，可提供人体所需的蛋白质、脂肪、维生素及矿物质，能全面提高身体机能，对多种疾病都有积极疗效。

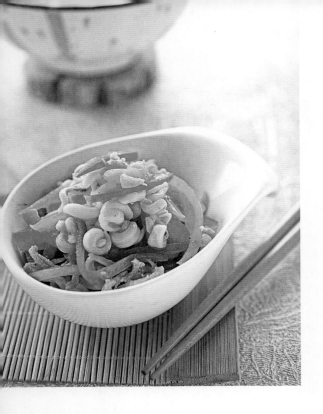

佛手瓜炒鱿鱼

食材：

- 猪肉50克
- 鱿鱼1条
- 佛手瓜300克
- 料酒1汤匙
- 柿子椒1个
- 淀粉1汤匙
- 葱白1/2根
- 酒少许
- 天然盐适量
- 植物油适量
- 胡椒粉适量
- 香油各适量

步骤：

1. 将发好的鱿鱼浸入少量酒，切丝。
2. 猪肉洗净切丝，用料酒、盐、淀粉腌渍。
3. 佛手瓜洗净，切成细丝；柿子椒去籽，切丝；葱切斜片。
4. 油锅烧热，放入猪肉煸炒，变色后盛出待用。
5. 油锅烧热，放入葱、鱿鱼、佛手瓜、柿子椒翻炒，加入肉、盐拌匀，撒入胡椒粉，滴上香油即可。

菜单要点

推荐使用新鲜的鱿鱼。不管是干鱿鱼还是新鲜的鱿鱼，烹饪前都要彻底清洗干净。

菜单效用

在瓜类蔬菜中，佛手瓜的营养全面丰富，常吃能够增强人体免疫力。鱿鱼和猪肉负责提供蛋白质，可以让你获得满满的能量。

防癌又营养的汤

芹菜茭白汤

食材:

- 茭白100克
- 芹菜50克
- 盐适量

步骤:

① 将茭白剥去外壳,洗净,切片。
② 芹菜择洗干净,切段。
③ 将两者一同放入锅中,加水煮汤,汤沸后加入盐调味即可。

菜单要点

摘下的芹菜叶不要扔,焯水后拌成小菜食用,健康又美味。

菜单效用

茭白、芹菜富含膳食纤维,可加快肠道内食物残渣的排出速度,缩短食物中有毒物质在肠道内的滞留时间,可帮助排毒、预防癌症。

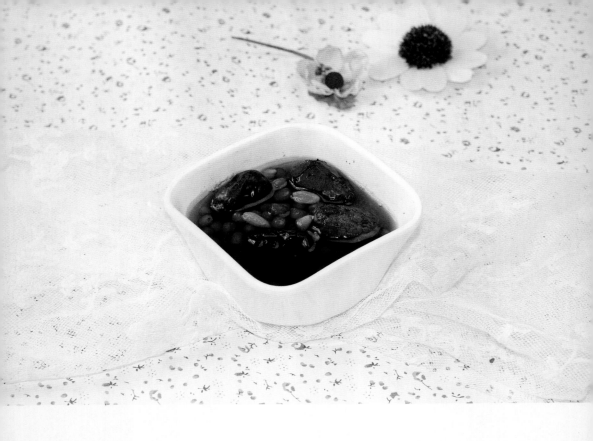

红枣枸杞汤

食材：

· 红枣10个　　· 红糖1勺
· 枸杞适量　　· 姜片适量

步骤：

① 锅中加水烧开，加入切好的姜片煮沸。

② 放入洗净的红枣，用小火煮20分钟。

③ 放入枸杞煮2分钟，加入红糖，煮至红糖溶化即可。

菜单要点

　　将红枣掰开后再煮，可使有效成分充分溶入水中。这款汤可以隔一两天喝一次，不要天天喝，不然容易上火。

菜单效用

　　这款汤有很好的滋补作用，长期饮用对改善身体虚弱、手脚冰凉等状况都有帮助。

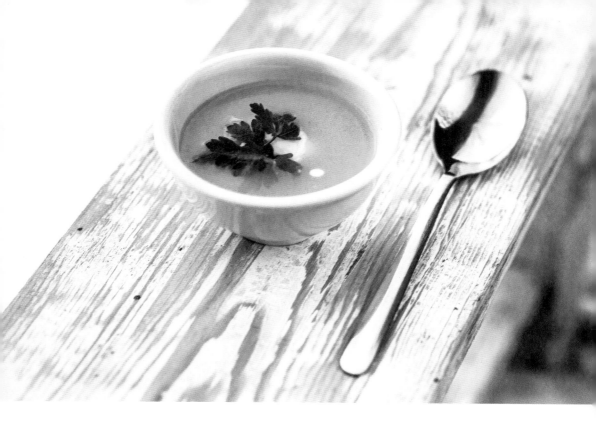

土豆汤

食材：

- 土豆3个
- 洋葱1/2个
- 葱白2根
- 豆浆200毫升
- 自制调味料（P63）少许
- 天然盐少许
- 橄榄油少许
- 水600毫升

步骤：

1. 将土豆洗净、削皮，切成不规则的小块；洋葱洗净，切片；葱白，切段。
2. 将橄榄油倒入锅中，放入洋葱、葱白翻炒，注意不要炒至变色。
3. 放入土豆，再加入水、盐、自制调味料熬煮。
4. 土豆快要煮烂时关火，冷却后倒入搅拌机搅打，加入豆浆再次加热。

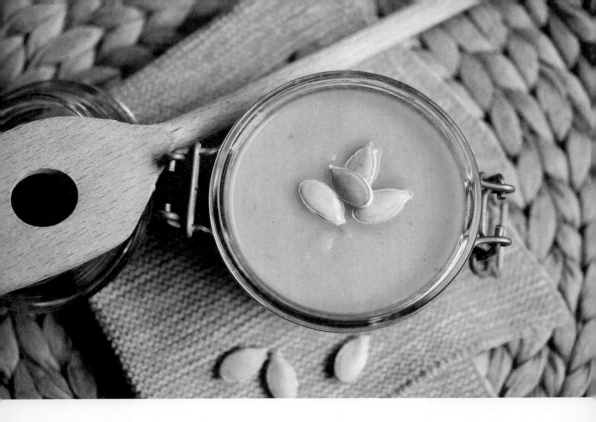

南瓜汤

食材：

- 南瓜1/4个
- 洋葱1/2个
- 自制调味料（P63）少许
- 天然盐少许
- 橄榄油少许
- 水适量

步骤：

① 将南瓜洗净、削皮，切成不规则小块；洋葱洗净，切片。

② 锅中倒入橄榄油烧热，倒入洋葱略微翻炒，注意不要炒至变色。

③ 南瓜倒入锅中，用水、盐、自制调味料熬煮。

④ 南瓜快要煮烂时关火，冷却后倒入搅拌机搅打，再次加热。

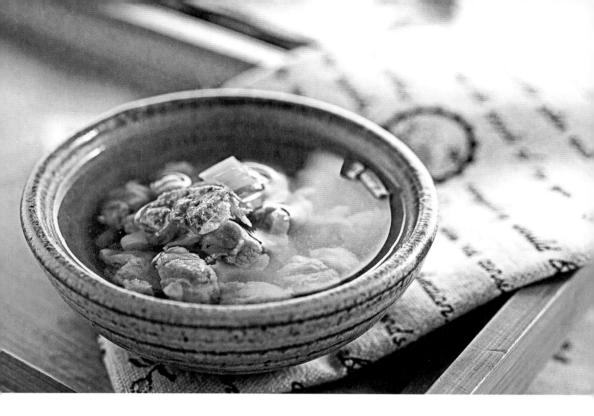

干姜羊肉汤

食材：

- 羊肉（瘦肉）150克
- 干姜30克
- 盐1克
- 葱花3克
- 胡椒粉1克

步骤：

① 羊肉洗净，切成边长1.5厘米的小方块，焯水后捞出。
② 干姜洗净，切成小块。
③ 羊肉与干姜放入锅中，一同煮至软烂，加入盐、葱花、胡椒粉调味即可。

菜单要点

　　羊肉焯水时，要让锅中的水保持沸腾状态，这样能尽量保持羊肉的鲜味。而熬羊肉汤时要用小火。

菜单效用

　　羊肉是很好的滋补食材，能帮助人体补充能量。羊肉和干姜都是非常棒的阳性食材，两者强强联合，能为身体驱寒，改善手脚冰凉的状况。

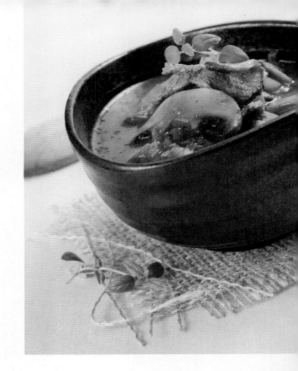

菌菇汤

食材:

- 香菇、灰树花适量
- 冬菇、平菇等菌菇类适量
- 小葱适量
- 洋葱1个
- 大葱段2根
- 自制调味料（P63）少许
- 天然盐少许
- 橄榄油少许

步骤:

① 将菌菇类食材分别洗净，切好；洋葱洗净，剥皮，切碎；大葱段切碎。
② 将橄榄油倒入锅中，倒入切碎的洋葱和大葱段翻炒，注意不要炒至变色。
③ 加入菌菇类、水、盐、自制调味料熬煮。
④ 加入切碎的小葱即可。

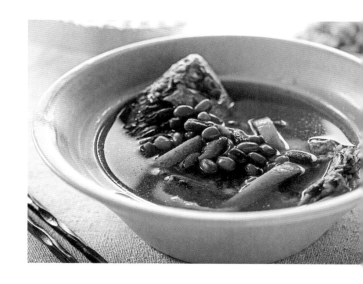

红豆鲤鱼汤

食材：

- 鲤鱼1条
- 红豆80克
- 陈皮15克
- 生姜10克
- 葱10克
- 花生油18克
- 盐6克
- 绍酒3克
- 胡椒粉少许

步骤：

① 将鲤鱼处理干净，在鱼脊上剖花刀。

② 红豆用温水泡好。

③ 生姜洗净，切成片；葱洗净，切成段。

④ 锅内加油烧热，放入鲤鱼，小火煎透，倒入绍酒、姜片，加入适量清水，加入红豆，用中火煮至汤浓。

⑤ 再放入陈皮、葱段，调入盐、胡椒粉，煮约8分钟至熟。

菜单要点

红豆比较干硬，不容易熟，必须在煮汤前用温水浸泡。

菜单效用

鱼肉是补充蛋白质的优质食材，所含的蛋白质不仅含量高，而且易被人体吸收。红豆是传统的补血食材，更有排毒抗癌功效，可帮助肠道、泌尿系统排毒。

后记

　　"患了癌症后，为了控制癌症的发展，我是这样做的……"一谈到这个话题，有人会惊讶地说"哇"、有人会附和地说"太难得了"，大多数人都是这样的反应。旁观他人抗癌的感想，如果是我的话，也许会觉得厌烦得不得了吧。

　　在癌症高发的今天，每个人都应提高警惕，避免癌症这个不速之客找上门。同时，生活中存在各种各样的有毒物质——人工合成食品添加剂、农药、化学肥料……我希望人们能了解到这些毒性物质的危害，并将它们从饮食生活中清除。

　　运用饮食疗法对抗癌症的每一天，我深深感觉到人类是大自然的一部分，就像植物从土壤里汲取营养生长一样，强健人生命的饮食也应该是天然的，不应含有多余的人造成分。

　　14年来，我亲身尝试、确认各种食物的力量，并开了一家餐馆，将健康营养的食物分享给大家。作为烹制料理的"奇迹主厨"，看到食客们吃得开心，越来越关注饮食健康，我倍感欣慰。今后我也会更广泛地传播我的经验，帮助人们吃得健康、保持身体强健。

最后，我还想再说一句：一定要对自己的身体真正负起责任来，依靠自己的力量守护自己的生命。我希望能将这个信念传达给更多的人。

神尾哲男

编辑后记

几年前，和母亲通话，她总爱念叨谁谁生了重病，患了癌症。母亲上了年纪，身体总会出现不适，她对疾病是有担忧的，所以每次都会提醒我多注意身体。

我口头上应着"会的，我会把自己照顾好的"。而那时，我从没认真考虑过生病这件事。

我们年轻一代，很少有人会在意自己的健康，熬夜加班、打游戏、追剧、购物都是常有的事儿，三餐不定时、食用垃圾食品、生活压力大几乎是现代人的通病。

两年前，总是笑容满面、活力满满的姑姑被查出胃癌晚期，从确诊到离世不到一个月，连让我们照料、尽孝的机会都没有，只留下无尽的遗憾与悲伤。从那时起，我才真正体会到癌症的可怕。

目前，我国癌症发病和死亡人数已居世界第一位。2017年国家癌症中心发布了中国最新癌症数据：

· 全国每天约 1 万人确诊癌症；

· 到 85 岁，一个人患癌症的风险为 36%；

· 肺癌的发病率和死亡率均居第一；

· 甲状腺癌的发病率快速上升；

· 40 岁之后癌症发病率快速提升，80 岁达到高峰；

· 中等城市（如重庆、武汉、济南）癌症发病率最低；

· 小城市男性和大城市女性癌症发病率高；

· 大城市男性：前列腺癌和肠癌风险高；

· 大城市女性：乳腺癌和甲状腺癌风险高；

· 癌症死亡率：小城市高，大城市低；

· 死亡率较高的癌症主要是肺癌和消化系统癌症。

随着人口进一步老龄化和环境污染的累积效应，我国的癌症情况可能会加速恶化。

在 2018 年的全国两会中，李克强总理提出：国家科技投入要向民生领域倾斜，加强雾霾治理、癌症等重大疾病防治攻关，使科技更好造福人民。全国政协委员王贵齐提出：中央政府给予癌症防治、基础攻关加大投入的同时，建议拿出部分资金补需，放到医保和新农合的资金里，对一些恶性肿瘤，有明确的筛查、早诊早治的手段。

要降低患癌的风险，关键在于预防，坚持健康的饮食和生活习惯，定期进行癌症筛查。

　　《癌症后这样吃，我多活了14年》的日文原版于2017年3月在日本上市，好评如潮，朋友顺便帮我买回来一本。刚开始阅读时，和大家一样，我也会有这样的疑问："作者的经历是真的吗？患了晚期癌症，被医生宣判'死刑'后竟然又活了14年？"

　　我带着好奇、质疑的心态，一口气读完这本书。作者关于食物的观点和我国古老的饮食观念有相通之处，把食物、土地和人视作一个整体看待，强调食物特性与人体的匹配。他还亲身实践了很多饮食细节，比如糙米的排毒效果、如何清洗蔬菜等。他认为调味料对于人体健康也是非常重要的，而这往往也是我们最容易忽视的。最后，作者谈到了自己与癌症相处的心路历程，虽然患有晚期癌症，但他并没有感到绝望，或将希望全部寄托在医生身上，而是以渴望活下去、和癌症交朋友的心态对待患癌这件事……作者的经历不仅给患癌朋友带来信心，而且他亲身实践的方法也是简单可行、有益健康的，具有一定的参考价值。

　　我相信，现实生活中的作者一定是个亲近又充满智慧的人，通过他的facebook我了解到，他热爱美食、教授烹饪、喜爱音乐，有很多日本年轻人慕名去了他的餐厅。照片中的他像个活力十足的年轻人，很难想象他和癌症已经斗争了 14 年。

作者在书中谈到："我不是医生，也不是学者，这些心得只是我作为一名厨师以及患者的见解与做法。"作者出现的症状和感受是其个人的经验，建议读者在实践本书中提倡的方法时，根据自身的情况咨询医生。

由衷地感谢鲁雯霏老师在本书翻译方面做出的努力，感谢中国中医科学院中医药技术标准研究中心执行主任王志国研究员对本书的审核和帮助。在编辑过程中，我们反复比对原文、多方查找资料，仍恐有疏漏之处，还请各位读者见谅并指正。

编者谨言

2018 年

图书在版编目（CIP）数据

癌症后这样吃，我多活了 14 年 /（日）神尾哲男著；
鲁雯霏译 . -- 南昌：江西科学技术出版社，2018.5（2022.6 重印）

ISBN 978-7-5390-6287-7

Ⅰ．①癌… Ⅱ．①神… ②鲁… Ⅲ．①癌-食物疗法
Ⅳ．① R247.1

中国版本图书馆 CIP 数据核字 (2018) 第 064221 号

版权登记号：14-2017-0525

国际互联网（Internet）地址：http：//www.jxkjcbs.com

选题序号：ZK2017341　图书代码：D18024-107

がんで余命ゼロと言われた私の死なない食事（神尾哲男著）
GAN DE YOMEI ZERO TO IWARETA WATASHI NO SHINANAI SHOKUJI
Copyright © 2017 by KAMIO TETSUO
Original Japanese edition published by Gentosha, Inc., Tokyo, Japan
Simplified Chinese edition is published by Beijing Zito Books Co., Ltd.
arrangement with Gentosha, Inc. through Discover 21 Inc., Tokyo.

监　　制 / 黄 利 万 夏
项目策划 / 设计制作 / 紫图图书ZITO®
责任编辑 / 李玲玲
特约编辑 / 张久越
营销支持 / 曹莉丽
版权支持 / 王秀荣

癌症后这样吃，我多活了 14 年

（日）神尾哲男 著　鲁雯霏 译

出版发行	江西科学技术出版社	
社　　址	南昌市蓼洲街 2 号附 1 号　邮编 330009	
	电话：(0791) 86623491　86639342（传真）	
印　　刷	艺堂印刷（天津）有限公司	
经　　销	各地新华书店	
开　　本	720 毫米 × 1000 毫米　1/16	
印　　张	11	
印　　数	37001-41000 册	
字　　数	100 千字	
版　　次	2018 年 5 月第 1 版　2022 年 6 月第 7 次印刷	
书　　号	ISBN 978-7-5390-6287-7	
定　　价	56.00 元	

赣版权登字 -03-2018-53　版权所有　侵权必究
（赣科版图书凡属印装错误，可向承印厂调换）